OBERARM- UND OBERSCHENKELSTRAFFUNG

OBERARM- UND OBERSCHENKELSTRAFFUNG

Edvin Turkof & Elis Sonnleitner

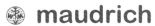

BIBLIOGRAFISCHER NACHWEIS

Hinweis
In diesem Buch findet der/die LeserIn Informationen und Ratschläge, die von den Autoren nach bestem Wissen und Gewissen ausgewählt wurden. Es muss jedoch klar sein, dass die Lektüre des Buches die medizinische Betreuung nicht ersetzen kann. Aus diesem Grund lehnen die Autoren und der Verlag jede Haftung für jede Art von Schäden ab, die sich nach dem Gebrauch oder dem fehlerhaften Gebrauch der in diesem Buch beschriebenen Hinweise und Operationsmethoden ergeben. Ebenso wird festgehalten, dass alle fotografischen Abbildungen ohne Ausnahme von PatientInnen stammen, die Univ.-Prof. Dr. Turkof operiert hat und dass die Ergebnisse nicht nachbearbeitet wurden. Univ.-Prof. Dr. Turkof stellt ebenso fest, dass die Bilder zur Aufklärung des Laienpublikums dienen und reguläre Operationsergebnisse darstellen. Keinesfalls soll der Eindruck vermittelt werden, dass solche Ergebnisse von anderen Operateuren nicht zu erzielen sind.

Alle Rechte, auch die des auszugsweisen Abdrucks oder der Reproduktion einer Abbildung, sind vorbehalten. Das Werk einschließlich aller seiner Teile ist urheberrechtlich geschützt.

Jede Verwertung ohne Zustimmung des Verlages ist unzulässig. Dies gilt insbesondere für Vervielfältigungen, Übersetzungen, Mikroverfilmungen und die Einspeicherung und Verarbeitung in elektronischen Systemen.

Bibliografische Information der Deutschen Nationalbibliothek
Die Deutsche Nationalbibliothek verzeichnet diese Publikation in der Deutschen Nationalbibliografie; detaillierte bibliografische Daten sind im Internet über http://dnb.d-nb.de abrufbar.

Copyright © 2010 Wilhelm Maudrich Verlag, Wien
Verlag für medizinische Wissenschaften

Design und Satz: Büro X Wien
Illustrationen: Helmut Dolznig
Fotos: Klaus Vyhnalek (AutorInnen), Edvin Turkof (PatientInnen)
Schutzumschlag (Foto): © Rakoskerti / iStockphoto
Cover (Gemälde): Cornelis van Poelenburgh (1586–1667)
Apollo und Coronis, Öl auf Kupfer, 28,9 x 38,7 cm
© Sammlungen des Fürsten von und zu Liechtenstein, Vaduz–Wien
Beratung: Mensalia GmbH, Wien
Druck: Holzhausen Druck + Medien, Wien
Printed in Austria

Wir bedanken uns sehr herzlich beim Liechtenstein Museum, Wien
für die Bildlizenzen unserer Cover.
www.liechtensteinmuseum.at

ISBN 978-3-85175-894-8

„DER ZAUBER, DER MIT DER ERFINDUNG UND VERBREITUNG
DES GROSSEN SPIEGELS INS LEBEN GERUFEN WURDE,
BESCHERT UNS AM ENDE DIE ÄSTHETISCHE CHIRURGIE.

DEN EINEN, DEN APOKALYPTIKERN UNTER UNS,
ERSCHEINT DIES ALS MONSTRÖSE ENTWICKLUNG,
ALS WEITERES INDIZ FÜR DEN VERFALL DER ‚WAHREN'
WERTE ABENDLÄNDISCHER KULTUR;

DIE ANDEREN, DIE INTEGRIERTEN,
MEIST WENIGER THEORETISCH BESCHLAGEN,
REALISIEREN INZWISCHEN DIE NEUEN
MÖGLICHKEITEN DER LEBENSGESTALTUNG
MIT UNBEFANGENER LEICHTIGKEIT.

GIBT ES EIN KRITERIUM,
DAS ZWISCHEN BEIDEN POSITIONEN VERMITTELT?
PASOLINIS ANTWORT AUF DIESE FRAGE LAUTET: GLÜCK.

DAS WAS WIRKLICH ZÄHLT — IST DAS ETWA NICHT DAS GLÜCK?
WOFÜR MACHT MAN DENN DIE REVOLUTION
(UND SEI ES BLOSS EINE SCHÖNHEITSREVOLUTION, ANM. D. VERF.),
WENN NICHT UM GLÜCKLICH ZU SEIN?"

Otto Penz, „Schönheit des Körpers", 1995

CURRICULA VITAE

EDVIN TURKOF

Univ.-Prof. Dr. Edvin R. Turkof, geboren 1956 in Wien, promovierte 1982 in Wien zum Doktor der Medizin. Facharztausbildung an der Abteilung f. Plastische und Rekonstruktive Chirurgie am AKH-Wien (Prof. H. Millesi). Habilitation 1996. 1997 Ernennung zum außerordentlichen Universitätsprofessor. 1997 Eröffnung der Privatordination, Arbeitsschwerpunkte Ästhetische Chirurgie, Chirurgie der peripheren Nerven, Brustchirurgie und Mikrochirurgie.

Zahlreiche wissenschaftliche Projekte und Publikationen im In- und Ausland (USA, Ägypten, Ukraine, Indien, Nepal). Billroth-Preis der Österreichischen Ärztekammer, Peat-Prize der Indischen Gesellschaft für Plastische Chirurgie.

Setzen innovativer Akzente in der Ästhetischen Chirurgie durch intensive Fortbildung bei internationalen Größen in Chicago, Lissabon, Montpellier, Paris, Brüssel, München, Garmisch Partenkirchen, Tel-Aviv, Bombay. 1999 Einführung der vibrationsassistierten Fettabsaugung in Wien, 2002 der Tränensack- und Augenringkorrektur mit der Fettumschlagsplastik, 2006 des Midface-Liftings.

Seit 2002 Lehrvorträge über ästhetisch-chirurgische Operationstechniken auf internationalen Kongressen und Workshops.

ELIS SONNLEITNER

Mag.ª phil. Elis Sonnleitner, geboren 1977 in Villach, ist akademisch ausgebildete Übersetzerin und Dolmetscherin. Studium am Zentrum für Translationswissenschaft der Universität Wien sowie an der DCU Dublin (Abschluss April 2005). Kernarbeitsbereiche stellen neben dem Übersetzen vor allem Textproduktion und Textoptimierung dar.

Elis Sonnleitner schreibt, lebt und arbeitet in Wien.

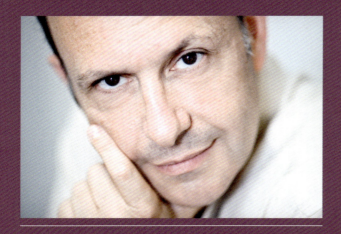

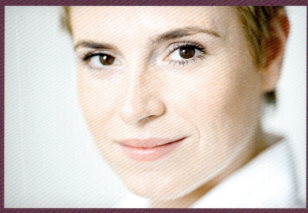

LIEBE LESERINNEN UND LESER

Seitdem Internet, Boulevardpresse, Radio und Fernsehen immer häufiger über „Schönheitschirurgie" berichten, sind wir mit dem Problem konfrontiert, dass Ratsuchende mit halbrichtigem Wissen in die Ordination kommen und Operationen wünschen, deren Zweckmäßigkeit und Realisierbarkeit nicht immer gegeben sind.

Ebenso finden sich regelmäßig Medienberichte über sogenannte „neue" oder „vereinfachte" Eingriffe, deren Effektivität seitens des/r RedakteurIn nicht geprüft wurde. Weder kann ein korrektes Facelifting in der Mittagspause durchgeführt werden, noch ist es vertretbar, eine Brustvergrößerung mit Implantaten in örtlicher Betäubung durchzuführen; mit Botox wird nichts „unterspritzt", und die Fett-weg-Spritze kann eine Fettabsaugung nicht ersetzen.

Bagatellisierende oder schlichtweg falsche Berichterstattung führt zu Fehlinformationen und gefährlicher Unterschätzung der gewünschten Operation: Ein ästhetischer Eingriff darf keinesfalls verharmlost werden.

Ich versuche meine PatientInnen umfassend aufzuklären, weil dies für mich die Voraussetzung für das Vermeiden böser Überraschungen und falscher Erwartungen ist. Das schulterklopfende „Das machen wir schon ..." ist nicht meine Form der Beratung.

Das vorliegende Buch soll Ihnen allgemein verständliche, nachvollziehbare und anschauliche Information übermitteln.

Wir hoffen, dass der Umfang des Buches Sie nicht abschreckt, sondern vielmehr dazu beiträgt, alle wichtigen Fragen zu beantworten. Je besser PatientInnen über eine ästhetisch-chirurgische Operation Bescheid wissen, umso sicherer finden sie den geeigneten Arzt.

Ästhetische Chirurgie ist fast nie medizinisch indiziert, daher betrachte ich meine Tätigkeit in erster Linie als Dienstleistung. Exzellentes Service ist unerlässlich, Korrekturen von woanders misslungenen Eingriffen stellen keine Belastung, sondern eine Herausforderung dar, 24-stündige Erreichbarkeit nach einer Operation ist selbstverständlich.

Wir hoffen, dass dieses Buch für Sie interessant und informativ ist.

Edvin Turkof & Elis Sonnleitner

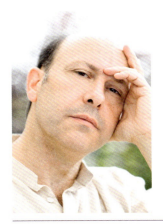
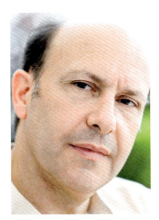
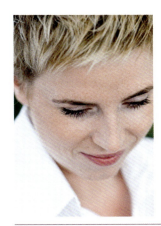
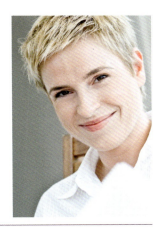

INHALT

	Herzensangelegenheit	10
	Interview	14
I	Einleitung	17
II	Oberarmstraffung	21
	1. Geschichtliche Entwicklung der Oberarmstraffung	22
	2. Einige medizinische Grundlagen	23
	• Anatomie	24
	• Ursachen für unvorteilhafte Oberarme	26
	• Stadieneinteilung – Klassifikation	28
	• Operative Techniken	29
	• Narben: Verlauf & Qualität	30
	3. Die Operation im Detail	31
	• Oberarmstraffung mit kurzer Narbe	32
	• Oberarmstraffung mit langer Narbe	34
	• Oberarmstraffung mit kurzer & langer Narbe	36
	• Erweiterung der Oberarmstraffung auf die Flankenregion	37
	• Begleitende / ergänzende Fettabsaugung	37
III	Oberschenkelstraffung	39
	1. Geschichtliche Entwicklung der Oberschenkelstraffung	40
	2. Einige medizinische Grundlagen	41
	• Anatomie	42
	• Ursachen für unvorteilhafte Oberschenkel	44
	• Stadieneinteilung – Klassifikation	45
	• Operative Techniken	46
	• Narben: Verlauf & Qualität	48
	3. Die Operation im Detail	49
	• Oberschenkelstraffung mit kurzer Narbe	50
	• Oberschenkelstraffung mit kurzer & langer Narbe	51
	• Erweiterung der Oberschenkelstraffung auf das Gesäß	52
	• Begleitende / ergänzende Fettabsaugung	52

IV	OP-Vorbereitung, OP-Verlauf, Spitalsaufenthalt	66
V	Nachsorge – Was ist nach der Operation zu beachten?	69
	1. Nachsorge	70
	2. Langzeitergebnisse	70
VI	Was kann alles schiefgehen? Risiken und Komplikationen	71
VII	Kurz & bündig – Zusammenfassung	75
	1. Allgemein	76
	2. Oberarmstraffung	76
	3. Oberschenkelstraffung	77
VIII	Historischer Streifzug	79
IX	Anhang	99
	1. Glossar	100
	2. Operatives Spektrum Univ.-Prof. Dr. Edvin Turkof	106
	3. Alle Bände auf einen Blick	108
	4. Kontakt	108

HERZENSANGELEGENHEIT

Es ist mir eine Herzensangelegenheit…
Ihnen, liebe Leserinnen & Leser neben dem medizinischen Fachteil auch einen Einblick in das Berufsbild des Plastischen Chirurgen zu geben und Ihnen einige wichtige Hintergrundinformationen zu vermitteln.

Wie wird man in Österreich Plastischer Chirurg?
Die Berufsbezeichnung lautet „Facharzt für Plastische, Ästhetische und Rekonstruktive Chirurgie", das Fach ist in Österreich seit 1988 eigenständig. Davor war die Plastische Chirurgie lediglich ein Zusatzfach der Allgemeinchirurgie. Die Facharztausbildung dauert sechs Jahre. Fast immer muss man jahrelang warten, bzw. bereits während des Studiums wissenschaftlich arbeiten, um einen der äußerst begehrten Ausbildungsplätze zu bekommen.

Was lernt man in der Ausbildung zum Plastischen Chirurgen?
Die Plastische Chirurgie weist den umfangreichsten Operationskatalog aller chirurgischen Fächer auf. Die Facharztausbildung beinhaltet folgende Teilgebiete:

1. Rekonstruktive Chirurgie
2. Mikrochirurgie
3. Handchirurgie
4. Chirurgie der peripheren Nerven
5. Verbrennungschirurgie (-behandlung)
6. Ästhetische Chirurgie

1. Rekonstruktive Chirurgie
   Die Rekonstruktive Chirurgie behandelt u.a. Gewebedefekte, die durch Verletzungen oder Operationen entstanden sind. Typische Beispiele sind Unterschenkelbrüche nach Motorradunfällen, bei welchen Haut und Muskel verloren gehen und der Knochen freiliegt, oder Brustkrebs, wenn die erkrankte Brust entfernt werden muss. In beiden Fällen „rekonstruiert" der Plastische Chirurg, indem er von einer anderen Körperregion Gewebe entnimmt und damit den Substanzdefekt deckt (Lappenplastik).

2. Mikrochirurgie
   Wenn der Eingriff die Zuhilfenahme eines Operations-Mikroskops erfordert, spricht man von Mikrochirurgie. Sie wird in der Plastischen Chirurgie u.a. bei der Naht von durchtrennten Nerven oder Gefäßen mit kleinem Durchmesser eingesetzt, wie beispielsweise beim Wiederannähen eines abgetrennten Fingers. Der Durchmesser des Nahtmaterials beträgt etwa ein hundertstel Millimeter (0,01 mm). Zur Erlernung der dafür notwendigen Fingerfertigkeit wird monatelang an Ratten geübt.

3. Handchirurgie
   Die Handchirurgie umfasst alle Operationen an der Hand. Dazu gehören Korrekturen von angeborenen Missbildungen, Wiederherstellung von Gelenken, Versorgung von Verletzungen, aber auch die Behebung von Engpasssyndromen (Carpaltunnelsyndrom – CTS, Loge de Guyon), Dupuytren'sche Kontraktur, Trigger Finger u.v.m.

4. Chirurgie der peripheren Nerven
   Dieses Teilgebiet der Plastischen Chirurgie ist Prof. Hanno Millesi zu verdanken, der im Übrigen zum heutigen Zeitpunkt noch immer aktiv ist und die Nervenchirurgie zu seinem Lebenswerk gemacht hat. Die Chirurgie der peripheren Nerven betrifft alle Nerven, die außerhalb des Schädels und des Rückenmarks liegen.

5. Verbrennungschirurgie (-behandlung)
   Der Plastische Chirurg übernimmt die Erstbehandlung, die Intensivtherapie und alle notwendigen Folgeeingriffe. Zunächst wird die verbrannte Haut entfernt und durch Spalthaut oder labortechnisch gezüchteter Eigenhaut ersetzt. Nach Abheilung übernimmt der Plastische Chirurg die Korrektur bewegungseinschränkender und unschöner Narben.

6. Ästhetische Chirurgie
   Die Ästhetische Chirurgie umfasst alle Operationen, die der Verbesserung des Aussehens dienen. Diesem Teilgebiet der Plastischen Chirurgie ist dieses Buch gewidmet.

Sind Plastische Chirurgen also Alleskönner?
Natürlich kann ein Plastischer Chirurg unmöglich alle Teilgebiete perfekt beherrschen. Wir erhalten während der Ausbildung eine solide Basis aller Teilgebiete und werden dadurch mit dem notwendigen Rüstzeug ausgestattet, bei allen plastisch-chirurgischen Problemstellungen zu entscheiden, ob wir selber eingreifen können oder einen besser spezialisierten Kollegen hinzuziehen.

Rechtliche Aspekte zur Berufsbezeichnung
Die Bezeichnungen „Schönheitschirurg", „kosmetischer Chirurg", „ästhetischer Chirurg", „Arzt für kosmetische Chirurgie", „Arzt für Schönheitschirurgie" usw. sind in Österreich und auch in vielen anderen Ländern rechtlich nicht geschützt und können somit von jedem Facharzt oder von jedem Allgemeinmediziner (praktischer Arzt) geführt werden. Alle genannten Bezeichnungen sagen also nichts darüber aus, ob tatsächlich die Ausbildung zum Plastischen Chirurgen absolviert wurde. Nur wer diese Ausbildung absolviert hat, darf sich „Facharzt für Plastische, Ästhetische und Rekonstruktive Chirurgie" nennen.

„World Academy of Cosmetic Surgery" – Haben Sie solche Zeugnisse schon einmal in einer Ordination gesehen?
Viele Kollegen betreiben ästhetische Chirurgie, ohne die Ausbildung zum Plastischen Chirurgen absolviert zu haben. Dieser Umstand ist mittlerweile auch Laien bekannt, und langsam hinterfragen PatientInnen (leider immer noch zu wenige) die fachliche Qualifikation von „ästhetischen Chirurgen". Besonders geschäftstüchtige Plastische Chirurgen kamen auf die zweifelhafte Idee, Vereine mit wohlklingenden Namen zu gründen („World Academy of Cosmetic Surgery", „European Academy of Cosmetic Surgery" usw.). In weiterer Folge wurden teure Kongresse mit Kursen organisiert, auf welchen bekannte (eingeladene) Plastische Chirurgen Lehrvorträge abhielten. Die Kongress-Teilnehmer erhielten nach Abschluss einer lachhaften Prüfung ein „Zertifikat", das den „erfolgreichen Abschluss des Kurses über ästhetische Chirurgie" bescheinigt (selbstverständlich wurden hohe Prüfungsgebühren eingehoben). Diese und ähnliche Zertifikate sind in zahlreichen Ordinationen zu bewundern.

Auch ich folgte 2002 unbedarft einer solchen Einladung. Als ich bei der „Zeugnisverteilung" die Zusammenhänge begriff, wurden meine geäußerten Bedenken von den Veranstaltern wie folgt abgetan (Originalzitat): „Mach Dir keine Sorgen, wenn die unseren Kongress besuchen, werden sie niemals Plastische Chirurgie betreiben …". Es war ihnen natürlich einerlei, dass mit den ausgestellten Zertifikaten Missbrauch betrieben wird.

Die einzigen ernst zu nehmenden Zeugnisse sind Teilnahme- und Mitgliedsbestätigungen, die von approbierten nationalen oder internationalen Fachgesellschaften unterzeichnet sind. Im Zweifelsfall erkundigen Sie sich bei der Ärztekammer über den Veranstalter oder die Gesellschaft (ist auf dem Zeugnis vermerkt). Das ist zwar mühsam, kann sich aber unter Umständen sehr bezahlt machen!

Ist jeder Plastische Chirurg auch ein guter Ästhetischer Chirurg?
Kein Arzt kann das gesamte Spektrum dieses Fachgebietes beherrschen. Außerdem besteht während der ästhetisch-chirurgischen Ausbildung oft Patientenmangel. Die Krankenkassen übernehmen äußerst selten die Kosten ästhetisch-chirurgischer Eingriffe, weshalb in den Ausbildungsspitälern grundsätzlich zu wenige Eingriffe durchgeführt werden können. Dennoch ist es die einzige Facharztausbildung, in welcher die Gesamtheit aller ästhetisch-chirurgischen Eingriffe integraler Bestandteil des Ausbildungskataloges ist. Wer nun besonderes Interesse an der ästhetischen Chirurgie hat, bemüht sich und bildet sich in nationalen und internationalen Kursen weiter.

Gelegenheit dazu gibt es zur Genüge: Die Österreichische Gesellschaft für Plastische, Ästhetische und Rekonstruktive Chirurgie veranstaltet zur Qualitätssicherung unserer Berufsgruppe regelmäßig Kurse. Hier wird sichergestellt, dass lediglich Mitglieder unserer Berufsgruppe teilnehmen dürfen.

Wie findet der Ratsuchende „seinen" Plastischen Chirurgen?
Am Wichtigsten ist die Qualität des Beratungsgesprächs: Der Ratsuchende muss das Gefühl bekommen, dass wirklich alle Fragen beantwortet werden. Weitere Gespräche sollten problemlos möglich sein. Die Operation sollte anhand von Bildern, Schemata und Ergebnissen erklärt und jeder Schritt begründet werden. Vergleichendes Bildmaterial unterstreicht die Erfahrung des Operateurs. Holen Sie nach dem ersten Beratungsgespräch zumindest eine zweite, am besten sogar eine dritte Meinung ein, und vergleichen Sie die Qualität der Beratungsgespräche. Die dabei entstehenden Zusatzkosten sind zweifellos gut investiert. Bei unverhältnismäßig niedrigen OP-Kosten ist Vorsicht geboten. Ihr Arzt sollte für Sie nach der Operation 24 Stunden lang erreichbar sein. Natürlich sollte auch die „Chemie" stimmen, aber dies ist leider kein Qualitätskriterium. Vertrauen Sie lieber auf Fakten.

Heutzutage hilft das Internet vielen Ratsuchenden, ihren Arzt zu finden. Es gibt zahlreiche Foren, in welchen operierte PatientInnen offen über ihre Erfahrungen berichten. Man bekommt recht schnell ein Gefühl für authentische und gefakte Postings (leider beschäftigen manche Ärzte bezahlte Meldungsschreiber).

Inserate, Flyer, redaktionelle Beiträge ...
Was ist davon zu halten?
Ärzte leben von ihrem Ruf. Reputation kann aber auch beeinflusst werden, unter anderem durch die Medien. In Österreich war Werbung für Ärzte bis vor einigen Jahren verboten. Vor allem die Veröffentlichung von Vorher-Nachher-Fotos wurde von der Standesführung als marktschreierisch angesehen und war daher strikt untersagt.

Seit dem Beitritt Österreichs zur EU dürfen Ärzte werben und auch Vorher-Nachher-Fotos veröffentlichen, sofern sie nicht marktschreierisch verwendet werden. Inserate sind nach Presserecht klar gekennzeichnet, und der Leser sollte Einschaltungen als legitimes Mittel verstehen, in unserer Gesellschaft auf sich aufmerksam zu machen. Wichtig zu wissen ist in diesem Zusammenhang, dass die Medien nicht verpflichtet sind, den Inhalt der Inserate zu überprüfen. Wenn also ein Arzt in einer Zeitung ein Inserat in der Rubrik „Schönheitschirurgie" schaltet, sagt das nichts über sein Fach aus. Das gilt insbesondere für die zahlreichen „Beauty Guides", in welchen „die besten Ärzte" jedes Faches in bezahlten Kurzberichten vorgestellt werden. Ich habe mit diversen Herausgebern wiederholt ergebnislose Gespräche geführt, weil in der Rubrik „ästhetische Chirurgie" sowohl fachfremde Kollegen als auch praktische Ärzte inserieren konnten, ohne dass deren eigentliches Fachgebiet vermerkt worden wäre. Der Leser sollte sich daher immer nach der fachlichen Qualifikation des Chirurgen seiner Wahl erkundigen!

Darüber hinaus gibt es sogenannte „redaktionelle Beiträge". Ein Arzt, der (kostenintensiv) inseriert, erhält als Bonus oft die Gelegenheit, einen redaktionell gehaltenen Artikel zu platzieren. Es erscheint ein Bericht, der kein journalistisch recherchierter Artikel ist und der den Leser eigentlich ein wenig täuscht, weil er den Deckmantel journalistischer Recherche umgehängt hat. Zwei Merkmale kennzeichnen solche „redaktionellen" Beiträge: wenn über einen bestimmten Arzt immer wieder in derselben Zeitung (Zeitschrift) berichtet wird und wenn ausschließlich dieser Arzt im Artikel Erwähnung findet. Bei korrekt recherchierten Artikeln werden zumeist zwei oder mehrere Protagonisten zitiert.

Nur die seriöse Medienberichterstattung sollte ernst genommen werden!

OPERATIONEN IM AUSLAND

Sparwillige sollten sich vor einer Operation im Ausland unbedingt nachstehende Fragen stellen:

- Wie kann die fachliche Qualifikation des Arztes überprüft werden?
- Weist das Spital ein adäquates Komplikationsmanagement auf?
- Wie steht es um die Erreichbarkeit des Operateurs nach dem Eingriff?
- Was passiert, wenn zu Hause Fieber, starke Schmerzen oder Nachblutungen auftreten?
- Wo und durch wen erfolgt die Nachbehandlung?
- Wer haftet für ein unbefriedigendes Operationsergebnis?
- Wer trägt die Kosten für etwaige Korrekturen?

Mit dem EU-Beitritt der Nachbarländer hat sich das Preisgefälle mittlerweile verringert, und der Medizintourismus hat abgenommen. Ich empfehle jedem Menschen, eine Operation dort durchzuführen, wo er zu Hause ist, auch wenn es teurer ist.

INTERVIEW

Prof. Turkof, wie lange sind Sie schon Plastischer Chirurg?
Das Fach habe ich seit 15 Jahren, und medizinisch tätig bin ich seit 1982, das sind jetzt 28 Jahre, also doch schon eine ganze Weile.

Was war Ihre Motivation Plastischer Chirurg zu werden?
Generell muss man das sehr wollen, weil es sich um ein Fach handelt, das man sehr schwer bekommen kann. Für mich gab es zwei Ansätze: Ich wollte immer schon mit meinen Händen arbeiten und hatte das Gefühl, dass ich über das notwendige Geschick verfüge. Ich war auch sehr froh, nicht um das Leben meiner Patienten kämpfen zu müssen, das unterscheidet meinen Beruf grundlegend von Internisten oder Onkologen.

Daraus schließe ich, dass Ihnen Ihr Beruf nach wie vor Spaß macht?
Besonders, und eigentlich jedes Jahr mehr. Das Schöne an dem Job ist, dass man jedes Jahr besser wird und das Tragische, dass man dann, wenn man am allerbesten ist, abtreten muss, weil einfach das Altwerden nicht mehr mitspielt.

Wie finde ich den besten Arzt, nach welchen Kriterien kann ich gehen?
Wichtig ist, dass man einen Operateur findet, von dem man annehmen kann, dass er den Eingriff sicher nicht zum ersten Mal macht, den Eingriff nicht als Routine abspult und der genau überlegt, was er tut, wann er es tut, wie er es tut.

Man muss Ihnen Bilder zeigen von Operationen, damit Sie auch ein Gefühl dafür bekommen, wie jemand operiert, man muss jeden Operationsschritt erklären und begründen. Es ist wichtig, dass Ihnen der Arzt nicht das Gefühl vermittelt, dass Sie die Operation sofort machen sollen, sondern Ihnen die nötige Zeit gibt. Die Chemie sollte stimmen.

Wichtig ist auch das Service in unserem Bereich, ein Arzt sollte für Sie nach der Operation immer erreichbar sein, damit Sie sich, wenn Sie ein Problem haben, sofort an ihn wenden können.

Ich nehme für mich in Anspruch, für meine Patienten nach der Operation 24h am Handy erreichbar zu sein.

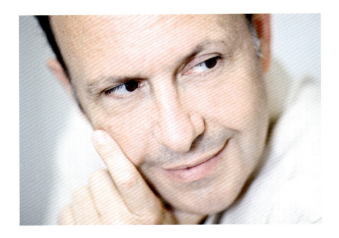

Wie kann ich sichergehen, dass der Arzt kein Pfuscher ist, man wird ja doch mit einigen Horrorgeschichten konfrontiert?
Es gibt leider keine Garantie, weil auch der Beste einmal Pech haben kann. Es gibt aber gewisse Sicherheitskriterien: Der Arzt sollte in der Stadt sein, wo Sie leben, das spricht einmal gegen den Operationstourismus im Ausland, wobei das nicht heißt, dass ausländische Kollegen schlecht operieren. Es hat aber klare Nachteile – wenn etwas passiert, müssen Sie wieder zurückfahren, wer übernimmt die Haftung, wie schaut die Rechtsfrage aus etc.

Weiters soll in einem Krankenhaus operiert werden, wo ein perfekter OP und ein perfektes Komplikationsmanagement gewährleistet sind. Die meisten Kollegen, die sich in der Ästhetischen Chirurgie etabliert haben und einen guten Namen haben, scheinen in den einschlägigen Internetforen schon auf. Da kann man sich ganz gut schon auf das Internet verlassen.

Gibt es medizinische Gründe für die Operation?
Eine Oberarmstraffung ist eine rein ästhetische Operation, die eigentlich nie medizinisch indiziert ist. Bei den Oberschenkeln verhält es sich ein wenig anders, denn es kann vorkommen, dass die Haut an den Oberschenkelinnenseiten so stark aneinander reibt, dass eine Wunde entsteht. Ist dies der Fall, besteht eine medizinische Indikation, ansonsten ist auch die Oberschenkelstraffung ein rein ästhetischer Eingriff.

Besteht die Möglichkeit, dass die Krankenkasse die Kosten für den Eingriff übernimmt?
Die Oberarmstraffung ist wie gesagt eine rein ästhetische Operation, deren Kosten von den Sozialversicherungsträgern nie übernommen werden. Ist die Oberschenkelstraffung medizinisch indiziert, kann die Krankenkasse u.U. die Kosten für den Eingriff decken, dies ist allerdings sehr selten. Auch nach starker Gewichtsabnahme (>20 kg) und bei massivem Hautüberschuss an den oberen und unteren Extremitäten kann es vorkommen, dass der Eingriff bezahlt wird.

Wo verlaufen die Narben?
Bei beiden Eingriffen gibt es eine Methode mit kurzem und eine mit langem Hautschnitt. Der kurze Hautschnitt ist bei der Oberarmstraffung auf die Achselregion beschränkt, bei der Oberschenkelstraffung auf die Schrittregion. Wenn neben der Straffung auch eine Umfangreduktion gewünscht ist, verläuft der Hautschnitt entlang der Innenseite der Oberarme/Oberschenkel in Richtung Ellbogen/Knie.

Kann sich die Sensibilität im Operationsgebiet verändern?
Im Operationsgebiet der Oberarmstraffung verläuft ein nicht unwichtiger Hautnerv, der die Innenseite der Unterarme sensibel versorgt. Manchmal ist es nicht möglich ihn zu schonen, es kommt dann zu Gefühllosigkeit in diesem Bereich. Zumeist sprossen Nervenäste aus der Umgebung mit der Zeit wieder ein und die Sensibilität kehrt zurück. Bei der Oberschenkelstraffung verhält es sich anders, die sensiblen Nerven verlaufen nicht im Operationsgebiet.

Kann man eine Oberarmstraffung/Oberschenkelstraffung mit einer Fettabsaugung kombinieren?
Ja, durchaus. Zur Harmonisierung des Gesamterscheinungsbildes wird sehr häufig begleitend Fett abgesaugt. Gerade an der Außenseite der Oberarme und Oberschenkel (Reiterhosen) wird häufig unproportional viel Fett eingelagert. Eine Fettabsaugung dient in diesem Fall einer weiteren Konturenverbesserung und kann gleichzeitig mit der Straffung durchgeführt werden.

Was muss ich generell vor dem Eingriff beachten?
Der/die PatientIn muss gesund sein. Vor der OP werden die Blutwerte erhoben, das Herz-Kreislaufsystem untersucht, der Internist oder Allgemeinmediziner prüft die Operationstauglichkeit. Wenn der/die PatientIn über 30 Jahre alt ist, wird auch ein Lungenröntgen gemacht.

Findet eine Oberarmstraffung/Oberschenkelstraffung immer in Vollnarkose statt?
Obwohl beide Eingriffe natürlich weniger invasiv sind als beispielsweise eine Bauchdeckenstraffung, handelt es sich dennoch um anspruchsvolle Operationen, die keinesfalls unterschätzt werden dürfen und nur unter optimalen medizinischen Voraussetzungen (ISO-zertifizierter Operationssaal) durchgeführt werden sollten. Einem Eingriff in Vollnarkose ist grundsätzlich der Vorzug zu geben. Nur bei einer Oberarmstraffung mit kurzem Hautschnitt kann eine Operation in örtlicher Betäubung (Lokalanästhesie) erwogen werden.

Wie lange dauert die OP?
Eine Oberarmstraffung dauert 1–2½ Stunden (kurzer/langer Hautschnitt), eine Oberschenkelstraffung dauert 2–3½ Stunden (kurzer/langer Hautschnitt). Wird begleitend Fett abgesaugt, verlängert sich die Operationszeit im Schnitt um 45 Minuten.

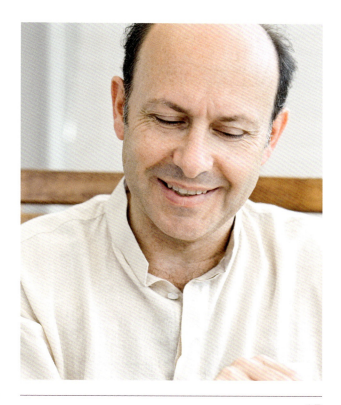

Wie lange muss man im Krankenhaus bleiben?
Der/die PatientIn verlässt bei der Oberarmstraffung spätestens am Tag nach der Operation das Spital, bei der Oberschenkelstraffung spätestens drei Tage nach dem Eingriff.

Wie sieht die Nachbehandlung aus, wie oft muss man zur Kontrolle kommen?
Bis zur Nahtentfernung am 10. Tag nach der Operation ist kein Verbandswechsel notwendig. Bei der Oberarmstraffung heilt die Wunde im Allgemeinen rasch und problemlos ab, bei der Oberschenkelstraffung kommt es in der Schrittregion nicht selten zu kleinen Wundheilungsstörungen, die das Abheilen etwas verzögern können. Eine Kontrolle der Narben ist in den ersten acht Wochen wichtig, um eine eventuelle Tendenz zur Keloidbildung rechtzeitig zu erkennen und ggf. mit einem Narbenpflaster so früh wie möglich zu behandeln.

Wird eine begleitende Fettabsaugung durchgeführt, wird der Verband nach vier Tagen gewechselt, am 10. postoperativen Tag werden auch die Nähte der Einstichstellen entfernt. Kompressionswäsche ist keine notwendig.

Nach Abschluss der Wundheilung kommen meine PatientInnen nach vier Wochen, nach zwei Monaten, nach sechs Monaten und nach zwölf Monaten zu mir. Danach freue ich mich über jeden glücklichen Besuch, weil grundsätzlich eine jährliche Kontrolle nicht schadet, aber wirklich notwendig ist sie eigentlich nicht.

Hat man nach der Operation Schmerzen und wenn, wie lange?
Bei der Oberarmstraffung kommt es nur selten zu Schmerzen, bei der Oberschenkelstraffung können aufgrund der Verankerungsnähte im Schrittbereich ein bis zwei Wochen Schmerzen auftreten. Gegebenenfalls werden Schmerzmittel verabreicht. Wird begleitend Fett abgesaugt, können die abgesaugten Regionen muskelkaterähnliche Beschwerden machen, die in der Regel aber nach 7–10 Tagen abklingen.

Was muss man nach der OP beachten?
Unmittelbar nach der OP ist körperliche Schonung angesagt, von extremen Temperaturschwankungen (Fernreisen, Sauna etc.) ist während des ersten Monats abzuraten. Bei der Oberarmstraffung sollten die Arme vier Wochen geschont werden, insbesondere dann, wenn Verankerungsnähte gesetzt wurden, um sicherzugehen, dass sie nicht ausreißen. Bei der Oberschenkelstraffung verhält es sich ähnlich, ich empfehle meinen PatientInnen, sich auf ihr Gefühl zu verlassen und mit dem Sport erst wieder zu beginnen, wenn der Bewegungsradius der Beine ohne spürbare Spannung wieder möglich ist. Vor direkter Sonnenbestrahlung der Narben (auch Solarium) ist während der ersten sechs Monate abzuraten, weil es dadurch zu einer bräunlichen Verfärbung der Narben kommen kann.

Was kann alles schiefgehen?
Komplikationen sind bei beiden Eingriffen eher selten. In erster Linie können Hämatome, Infektionen und Wundheilungsstörungen auftreten. Hämatome müssen operativ entleert werden, Infektionen werden mit Antibiotika behandelt, bei Wundheilungsstörungen ist Geduld gefragt. Bei der Oberarmstraffung können Sensibilitätsstörungen im Bereich der Innenseite der Unterarme auftreten. Bei den Eingriffen mit langer Schnittführung kann es selten zu Narbenkeloiden kommen, die mit einem Narbenpflaster behandelt werden können.

Wie wirken sich Gewichtsveränderungen auf das Operationsergebnis aus?
Größere Gewichtsschwankungen (>10 kg) führen fast immer zu sichtbaren Veränderungen der Oberarme/Oberschenkel. Natürlich wird nach Gewichtsabnahme der Straffungseffekt herabgesetzt, die Veränderungen sind allerdings nie so gravierend wie nach Gewichtsschwankungen nach einer Bruststraffung. Man kann also davon ausgehen, dass sich mäßige Gewichtsschwankungen auf das Ergebnis von Oberarm/Oberschenkelstraffung kaum auswirken.

Die Kosten wollte ich auch noch ansprechen, was kostet denn eine Oberarm-/Oberschenkelstraffung im Schnitt?
Je nach Spital und Aufenthaltsdauer müssen Sie in Österreich bei der Oberarmstraffung mit €3.500–€5.000 (kurze/lange Schnittführung), bei der Oberschenkelstraffung mit €5.500–€7.000 rechnen. Wird begleitend Fett abgesaugt, erhöhen sich die Kosten in etwa um €1.000–€2.000, je nachdem wie viele Regionen zusätzlich abgesaugt werden.

I
EINLEITUNG

VERSCHIEDENE ASPEKTE ZUM THEMA
OBERARM- UND OBERSCHENKELSTRAFFUNG

I Einleitung

Die Oberarmstraffung wie auch die Oberschenkelstraffung sind rein ästhetische Eingriffe, die immer häufiger durchgeführt werden. Die Eingriffszahlen haben sich 2009 gegenüber 2000 nahezu verdoppelt.

Die Ursachen für unvorteilhafte Oberarme/Oberschenkel sind nicht sehr vielfältig. Bei Normalgewicht sind dicke Oberarme/Oberschenkel zumeist konstitutionell bedingt, es wird in diesen Bereichen oft unproportional viel Fett eingelagert. Gemäß einigen Berichten ist dies sogar bei zwei Drittel der Bevölkerung der Fall. Nicht selten klagen schlanke Frauen darüber, dass sie keine Sommerkleider oder Röcke tragen können, weil die Reibung der Haut an den Oberschenkelinnenseiten so stark ist, dass sie sich wundscheuern würde.

Die häufigste Ursache für unvorteilhafte Oberarme/Oberschenkel ist der natürliche Alterungsprozess der Haut. Bei ungünstigen genetischen Voraussetzungen kann der Elastizitätsverlust bereits in relativ jungen Jahren einsetzen.

Die häufigste Ursache für unvorteilhafte Oberarme/Oberschenkel ist allerdings der natürliche Alterungsprozess der Haut. Mit dem Älterwerden verliert die Haut an Elastizität und wird schlaff. Mit dem Elastizitätsverlust der Haut und den darunterliegenden Bindegewebssepten geht auch eine vermehrte Faltenbildung einher, die speziell an der Innenseite der Oberarme/Oberschenkel sichtbar ist. Die altersbedingte Erschlaffung kann bei ungünstigen genetischen Voraussetzungen bereits in relativ jungen Jahren einsetzen.

Oberarme und auch Oberschenkel verändern sich besonders unvorteilhaft nach starkem Gewichtsverlust (> 20 kg). Die durch die Gewichtszunahme stark ausgedehnte Haut vermag sich nach dem Abnehmen den neuen Volumenverhältnissen nicht anzupassen, und es verbleiben teilweise extreme Hautüberschüsse. Neben der bekannten Fettschürze am Bauch sind vor allem Extremitäten, Gesäß und Brust betroffen. In extremen Fällen kann eine Korrekturoperation von den Sozialversicherungsanstalten übernommen werden.

Auch bei SpitzensportlerInnen (Boxen, Bodybuilding etc.) kann nach Beendigung der Karriere starker Hautüberschuss vorliegen. Hier liegt die Ursache in der Abnahme der Muskelmasse, die Haut kann sich den neuen Volumenverhältnissen nicht ausreichend anpassen.

Grundsätzlich sollte eine Oberarm- wie auch eine Oberschenkelstraffung erst dann erwogen werden, wenn der/die PatientIn mit ihrem Gewicht zufrieden ist und es auch halten kann, weil deutliche Gewichtsschwankungen das Operationsergebnis beeinträchtigen können.

Sowohl Oberarm- als auch Oberschenkelstraffungen werden ebenfalls bei Männern durchgeführt, wenngleich viel seltener als bei Frauen. Das hängt vorrangig damit zusammen, dass Männer von Natur aus über mehr Muskelmasse verfügen und eine andere Fettverteilung aufweisen. Männer legen Fettdepots in erster Linie im Bauchbereich an, und ihre Hautelastizität ist höher als bei Frauen. Daher sind beide Eingriffe bei Männern vor allem nach deutlicher Gewichtsabnahme und nach Beendigung von entsprechendem Spitzensport angezeigt.

Chirurgisch betrachtet sind beide Eingriffe durchaus anspruchsvolle Operationen, die keinesfalls unterschätzt werden dürfen und nur unter optimalen medizinischen Voraussetzungen durchgeführt werden sollten. Die PatientInnenzufriedenheit ist bei korrekter Durchführung bei beiden Eingriffen sehr groß, weil die Beseitigung von Hautüberschuss als echte Befreiung empfunden wird.

Sowohl die Oberarm- als auch die Oberschenkelstraffung sind häufig nach massiver Gewichtsabnahme notwendig und können mit anderen Straffungsoperationen (Flanken, Brust, Bauch, Gesäß) kombiniert werden.

Oft kommt es vor, dass mit der alleinigen Entfernung von Hautüberschuss die gewünschte Konturenverbesserung nicht in zufriedenstellendem Ausmaß erzielt werden kann. Dies ist dann der Fall, wenn neben dem bestehenden Hautüberschuss vermehrt Fett außerhalb des Operationsgebietes vorhanden ist. Häufig befindet sich an der Außenseite der Oberarme sowie an der Außenseite der Oberschenkel (Reiterhose) vermehrt Fett, das sich bekanntlich auch sehr konsequenten sportlich-diätetischen Abbauversuchen widersetzt. Hier ist eine begleitende/ergänzende Fettabsaugung zur Harmonisierung des Gesamterscheinungsbildes das Mittel der Wahl. Die Fettabsaugung kann eigentlich immer gemeinsam mit der Straffungsoperation durchgeführt werden.

> **HINWEIS**
>
> Zur Harmonisierung des Gesamterscheinungsbildes ist die Fettabsaugung das Mittel der Wahl. Sie kann ergänzend zu einem späteren Zeitpunkt oder begleitend zur Straffungsoperation durchgeführt werden.

II
OBERARM-STRAFFUNG

GESCHICHTLICHE ENTWICKLUNG, MEDIZINISCHE
GRUNDLAGEN & DIE OPERATION IM DETAIL

II Oberarmstraffung

1. GESCHICHTLICHE ENTWICKLUNG DER OBERARMSTRAFFUNG

Mit Beginn des 20. Jahrhunderts kam es zu bedeutenden Veränderungen der Mode. Insbesondere für Frauen begann eine neue Ära, der Körper wurde nicht länger vollständig verhüllt, figurbetonte Schnitte gerieten en vogue. Wie auch sonst in der Ästhetischen Chirurgie begann man sich erst mit der „Sichtbarkeit" der verschiedenen Körperregionen Gedanken darüber zu machen, wie diese verschönert werden können. Kurze bzw. anliegende Ärmel führten dazu, dass auch die Oberarme Gegenstand ästhetischer Überlegungen wurden. Wie auch heute galt ein Oberarm dann als „wohlgeformt", wenn nicht zuviel Unterhautfett vorliegt, kein Hautüberschuss besteht und die Armmuskulatur als einigermaßen definiert anzusehen ist.

Die erste Oberarmstraffung beschränkte sich auf die Entfernung eines querliegenden Hautstückes an der Innenseite der Oberarme, ohne dass damit eine Umfangreduktion erzielt wurde.

Die erste dokumentierte Oberarmstraffung wurde 1930 von Max Thorek durchgeführt, der bei stark übergewichtigen Frauen Straffungsoperationen an Brust, Bauch und Armen vornahm. Es folgte 1943 der Argentinier Posse, der am Oberarm ein elipsenförmiges Hautareal entfernte. Durch die Entfernung einer quergerichteten Hautspindel wurde die Innenseite des Oberams nach oben gestrafft, ohne jedoch seinen Umfang zu reduzieren. Der anfangs gegebene ästhetische Erfolg wurde allerdings oft durch eine Verlagerung der Narbe in Richtung Ellbogen geschmälert, weil sich die gestraffte Haut wieder ausdehnte. Dieser Nachteil kennzeichnet auch alle ähnlichen, später entwickelten Techniken mit kurzer Schnittführung ohne zusätzliche Aufhängemaßnahmen.

Die kurze Schnittführung wurde 1953 durch die lange Schnittführung ergänzt, die auch eine Verringerung des Oberarmumfanges ermöglichte.

Knapp elf Jahre nach Posse wurde 1954 von Correra-Iturraspe und Fernandez – wiederum Argentinier – die erste ästhetische Oberarmplastik mit langer Schnittführung publiziert. 1957 folgte niemand geringerer als Ivo Pitanguy, der die lange Schnittführung an der Innenseite der Oberarme S-förmig gestaltete, um so die Narbenbildung zu verbessern. 1977 wurde von Franco und Rebello der L-förmige Hautschnitt beschrieben, mit dieser Technik konnten sowohl eine Aufwärtsstraffung als auch eine Umfangreduktion erreicht werden.

> Ein Meilenstein in der Oberarmplastik war die Einführung der inneren Verankerung durch Ted Lockwood (1995), wodurch die Verbreiterung der Narben verhindert und die Langzeitergebnisse verbessert werden konnten.

In den darauffolgenden 20 Jahren gab es kaum Neuerungen, erst 1995 führte der US-Amerikaner Ted Lockwood erstmals eine innere Verankerung/Aufhängung ein, um die Gewebespannung nach aufwärtsgerichteter Oberarmstraffung von der Haut weg in eine stabile, tiefer gelegene Region zu verlagern. Auf diese Weise konnte nach aufwärtsgerichteter Straffung die Verlagerung der queren Narbe in Richtung Ellbogen weitgehend vermieden werden.

Mit der Entdeckung und Verbreitung der Fettabsaugung um 1980 (Kesselring, Illouz) setzte sich immer häufiger ein kombiniertes Vorgehen durch. Dabei wurde gleichzeitig mit der Oberarmstraffung eine begleitende (innerhalb des Operationsgebietes der Straffung) bzw. ergänzende (in der unmittelbaren Umgebung des Operationsgebietes, z.B. Außen- und Hinterseite der Oberarme) Fettabsaugung durchgeführt, wodurch das Potenzial der Konturenverbesserung natürlich deutlich gesteigert werden konnte.

Im Vergleich zu anderen Eingriffen handelt es sich bei der Oberarmstraffung um eine Operation mit mäßiger Popularität. Obwohl die ästhetische Indikation durchaus gegeben ist, werden Oberarmstraffungen im Vergleich zu Bauchdecken- oder Bruststraffungen ungleich seltener durchgeführt. Dieser Umstand zeigt sich auch in der Anzahl wissenschaftlicher Publikationen, wo sich lediglich alle zehn Jahre zwei bis drei neue Arbeiten finden. Die geringe Popularität des Eingriffs lässt sich dadurch erklären, dass narbensparende Methoden eine eingeschränkte Effektivität aufweisen und bei langer Schnittführung zwar der Straffungseffekt optimal gegeben ist, das Risiko von unschönen, deutlich sichtbaren und verbreiterten Narben sowie Narbenkeloiden und Asymmetrien jedoch sehr hoch ist.

Die in jüngster Zeit gewonnenen Erfahrungen zeigen allerdings, dass sich bei sorgfältiger Analyse und guter Planung auch bei umfangreichen Straffungsoperationen gute Ergebnisse mit kaum sichtbaren Narben erzielen lassen.

2. EINIGE MEDIZINISCHE GRUNDLAGEN

Bei der Oberarmstraffung handelt es sich nicht – wie häufig angenommen – um das alleinige Entfernen von überschüssiger Haut. Um ein ansprechendes Ergebnis zu erzielen, müssen viele Details berücksichtigt werden. Vorrangig zu beachten ist die Planung des Hautschnittes, damit die verbleibende Narbe möglichst uneinsehbar ausfällt. Bei angelegten Oberarmen sollte die Narbe weder von vorne noch von hinten sichtbar sein. Das Tragen von ärmellosen Kleidern und Oberteilen sollte trotz manchmal unvermeidbar langer Narbe möglich sein.

> **HINWEIS**
> Bei der modernen Oberarmstraffung handelt es sich nicht – wie häufig angenommen – um das alleinige Entfernen von überschüssiger Haut.

Die Planung des Hautschnitts ist besonders wichtig, um die Narbe möglichst unauffällig zu gestalten und Lymphgefäße und Hautnerven nicht zu verletzen.

Oft ist für das Erzielen einer harmonischen Kontur der Oberarme eine begleitende Fettabsaugung notwendig. Wird beides gemeinsam durchgeführt, muss die Fettabsaugung besonders vorsichtig erfolgen, weil die Durchblutung des Operationsgebietes keinesfalls gefährdet werden darf.

Zudem muss auf die Lymphgefäße geachtet werden, die in der Achsel vermehrt zusammenfließen und nicht verletzt werden dürfen. Durchtrennte Lymphgefäße können zu Lymphödemen führen.

Auch auf einen sensiblen Nerv (Nervus cutaneus antebrachii medialis) muss Rücksicht genommen werden, der regelhaft im Operationsgebiet verläuft und die Innenseite des Unterarms sensibel versorgt. Seine Verletzung führt zu schmerzhaften Neuromen und zu Sensibilitätseinbußen.

Die Oberarmstraffung ist also ein durchaus anspruchsvoller ästhetisch-chirurgischer Eingriff, der keineswegs bagatellisiert werden darf.

Anatomie
Der Oberarm (Brachium) ist ein Teil des Arms, der mit dem Unterarm über das Ellbogengelenk in Verbindung steht und der die obere Extremität über das Schultergelenk mit dem Schultergürtel und damit mit dem Rumpf verbindet.

Der Kopf des Oberarmknochens (Humerus) bewegt sich in der Gelenkpfanne des Schulterblattes (Scapula). Am unteren Ende des Oberarmknochens befindet sich das Ellbogengelenk, wo der Humerus mit den beiden Unterarmknochen Elle (Ulna) und Speiche (Radius) in Verbindung steht.

Wie andere Muskeln auch sind die Muskeln des Oberarms von je einer Bindegewebehülle (Faszie) umgeben. Eine weitere Faszie (Fascia brachii) umgibt die Oberarmmuskulatur als Ganzes. Weiterhin wird der Oberarm von Teilen der Brust-, Rücken- und Schultermuskulatur bewegt. Zu den wichtigsten Muskeln, die den Arm bewegen, gehören der Musculus deltoideus, der vom Schulterblatt zum Arm zieht, der Musculus biceps, der Musculus triceps und der Musculus brachialis.

Die Muskelfaszie umhüllt auch das wichtige Gefäß-Nervenbündel an der Innenseite des Oberarms, das aus den Oberarmgefäßen (Arteria und Vena brachialis) und den beiden wichtigen Unterarmnerven (Nervus medianus, Nevus ulnaris) besteht. Die Arteria brachialis ist eine Fortsetzung der Achselarterie (Arteria axillaris).

Das Bindegewebe des Oberarms wurde 1991 von Ted Lockwood in zwei Fasziensysteme unterteilt: das oberflächliche (superfizielle) Fasziensystem, das das subkutane Fettgewebe des Arms von der Axilla zum Ellbogengelenk umscheidet und das längsverlaufende (longitudinale) Faszienschlingensystem, das sich vom Schlüsselbein (Klavikula) in das superfizielle Fasziensystem ausdehnt.

Weiters gibt es zwei Arten von Venen, einerseits tiefe Venen, die im Wesentlichen den gleichen Verlauf nehmen wie die Arterien, und andererseits oberflächliche Venen, die meist in Begleitung von Lymphgefäßen unter der Haut verlaufen und mit den tiefen Venen in Verbindung stehen. Am Oberarm unterscheidet man zwei große Venen. Sie gehen aus einem Venennetz am Handrücken hervor, steigen am Arm empor und treten dann in die Tiefe, wobei sie das Fasziensystem perforieren. Diese beiden Venen sind die Vena basilica und die Vena cephalica.

Schließlich verlaufen im Oberarm einige Nerven des Armnervengeflechts (Plexus brachialis). Zu den wichtigsten Nerven gehören der Speichennerv (Nervus radialis), der Mittelnerv (Nervus medianus) sowie der Ellennerv (Nervus ulnaris). Zu den wichtigsten Hautnerven des Oberarms (Nervi cutanei brachii) gehört der Nervus cutaneus brachii medialis, der die Innenseite des Oberarms sensibel versorgt, und der Nervus cutaneus brachii lateralis superior, der das seitliche Areal des Oberarms sensibel versorgt, sowie der Nervus cutaneus antebrachii medialis, auf den bei der Operation besonders geachtet werden muss.

Die Lymphgefäße am Oberarm verlaufen längsgerichtet hinauf zur Achsel, wo sie an die dortigen Lymphknoten andocken. Auf die Lymphgefäße muss während der Operation ebenfalls besonders geachtet werden, um ein postoperatives Lymphödem zu vermeiden.

ANATOMIE DES OBERARMS

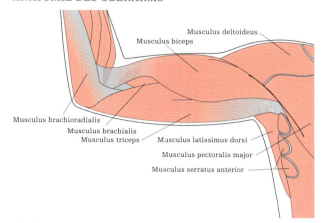

Schematische Darstellung der wichtigsten Muskeln des Oberarms.

GEFÄSSE DES OBERARMS

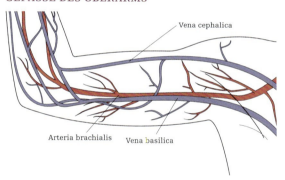

Schematische Darstellung der wichtigsten Venen und Arterien des Oberarms.

NERVEN DES OBERARMS

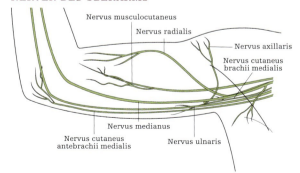

Schematische Darstellung der wichtigsten Nerven des Oberarms. Auf die Schonung des Nervus cutaneus antebrachii medialis muss bei der Operation besonders geachtet werden.

ANATOMIE DES OBERARMS IM QUERSCHNITT

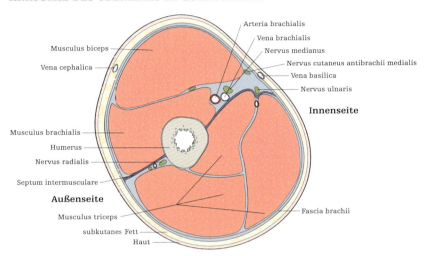

Schematische Darstellung der wichtigsten anatomischen Strukturen des Oberarms im Querschnitt.

> Die meisten Menschen stört ein subjektiv empfundener vergrößerter Umfang der Oberarme, der konstitutionell auch bei Normalgewicht vorliegen kann und nichts anderes als eine ungünstige Fettverteilung darstellt.

Ursachen für unvorteilhafte Oberarme

Oberarme können aus verschiedenen Ursachen ästhetisch unvorteilhaft aussehen. Die meisten Menschen stört ein subjektiv empfundener vergrößerter Umfang der Oberarme. Zu dicke Oberarme können konstitutionell vorliegen, wenn bei Normalgewicht aufgrund einer genetischen Prädisposition vermehrt Fett an den Oberarmen eingelagert wird. Es liegt also einfach eine ungünstige Fettverteilung vor. Ähnliches kennen wir an der Oberschenkelaußenseite (Reiterhosen) oder am Kinn (Doppelkinn) etc. Betroffen sind vorwiegend Frauen, die Fett üblicherweise am ganzen Körper speichern, während dies bei Männern vor allem im Rumpfbereich erfolgt.

Ebenso störend empfinden viele Menschen bogenförmig nach unten durchhängende Oberarme. Dabei können Oberarme durchaus auch dann durchhängen, wenn ihr Umfang als normal bzw. sogar als schlank anzusehen ist. Die Ursache dafür ist das Nachgeben des längsverlaufenden (longitudinalen) Faszienschlingensystems des Oberarms, das in der Achsel mit der klavipektoralen Faszie (Fascia clavi-pectoralis) verbunden ist. Diese großflächige und sehr flexible bindegewebige Struktur liegt unter dem großen Brustmuskel und zieht vom Schlüsselbein zur Achsel, wo sie in das kleinflächige, axilläre Bindegewebe übergeht, das weiter in das oberflächliche (superfizielle) Fasziensystem des Oberarms verläuft. Die Erschlaffung dieser Struktur führt dazu, dass der Oberarm wie eine gelockerte Hängematte durchhängt. Im Englischen wird dieser Effekt daher auch als „loose hammock effect" bezeichnet. Dies kann bereits in jungen Jahren auftreten, ohne dass schlaffe oder faltige Haut vorliegt.

Die häufigste Ursache ist allerdings der natürliche Alterungsprozess der Haut. Mit dem Älterwerden verliert die Haut an Elastizität und wird schlaff. Anders als bei der Erschlaffung des längsverlaufenden Faszienschlingsystems hängt die Haut bei altersbedingt schlaffen Oberarmen eher gleichmäßig nach unten und weniger bogenförmig durch. Mit dem Elastizitätsverlust der Haut und den darunterliegenden Bindegewebssepten geht auch eine vermehrte Faltenbildung einher, die speziell an der Innenseite der Oberarme sichtbar ist. Dort ist die Haut im Gegensatz zur Außenseite des Oberarms viel dünner, dehnbarer und unbehaart, weshalb sich die Falten vor allem innenseitig und weniger außenseitig bilden. Die altersbedingte Erschlaffung kann bei ungünstigen genetischen Voraussetzungen bereits in relativ jungen Jahren einsetzen.

Der altersbedingte Elastizitätsverlust der Haut (Falten) und die Erschlaffung des längsverlaufenden Fasziensystems (nach unten durchhängende Haut) sind die wichtigsten Ursachen, weshalb Oberarme unvorteilhaft erscheinen.

Oberarme verändern sich besonders unvorteilhaft nach starkem Gewichtsverlust. Die moderne Adipositaschirurgie (Magenband, Magenballon, Magenverkleinerung, Magenbypass etc.) und die Übernahme dieser Eingriffe durch die Sozialversicherungsträger ermöglichen bislang unerreichte Erfolge bei stark übergewichtigen PatientInnen. So sind Gewichtsreduktionen von 40 bis 60 kg keine Seltenheit mehr. Die durch die enorme Gewichtszunahme stark ausgedehnte Haut vermag sich nach dem Abnehmen den neuen Volumenverhältnissen nicht mehr anzupassen, und es verbleiben teilweise extreme Hautüberschüsse. Neben dem Bauch sind vor allem Extremitäten, Gesäß und Brust betroffen. Für die Korrektur dieser wirklich sehr entstellenden massiven Hautüberschüsse sind umfassende Straffungsoperationen am ganzen Körper notwendig. Bei den Oberarmen muss für ein ästhetisch ansprechendes Ergebnis neben der Umfangreduktion auch eine Anhebung des abgesunkenen Gewebes erfolgen.

Natürlich können alle genannten Ursachen in Kombination vorliegen.

HINWEIS

Oberarme verändern sich besonders unvorteilhaft nach starkem Gewichtsverlust, die Haut kann sich nach dem Abnehmen den neuen Volumenverhältnissen nicht mehr anpassen, und es kann zu teilweise sehr entstellenden Hautüberschüssen kommen.

Stadieneinteilung – Klassifikation

Wie so oft in der Medizin wurde die Erschlaffung der Oberarme von verschiedenen ÄrztInnen in Stadien unterteilt. Die uns am logischsten erscheinende Einteilung berücksichtigt die Ausgangsposition und die entsprechenden Korrekturmöglichkeiten.

Die Tabelle veranschaulicht die möglichen operativen Maßnahmen nach unvorteilhaften Veränderungen der Oberarme. Die Operationsmethoden unterscheiden sich in erster Linie in der Schnittführung (lange oder kurze Narbe) und ob begleitend Fett abgesaugt wird oder nicht. Für einen optimalen Straffungseffekt ist die kurze Narbe bedauerlicherweise häufig nicht geeignet, hier muss abgewogen werden, ob einer leichter kaschierbaren kurzen Narbe zum Nachteil einer schlechteren Kontur tatsächlich der Vorzug gegeben werden soll. Die Narben bei der langen Schnittführung sind zwar auffälliger und mitunter auch unvorteilhafter, dafür ermöglicht diese Schnittführung eine substanzielle Verringerung des Oberarmumfangs und schafft somit eine sehr ansprechende Kontur.

KLASSIFIKATION UNVORTEILHAFTER OBERARME UND ENTSPRECHENDE KORREKTURMASSNAHMEN

OPERATIVE MASSNAHME	GEWICHT	UMFANG (FETT)	ELASTIZITÄT (FALTEN)	FASZIEN (OBERFLÄCHLICH)	FASZIEN (LÄNGSVERLAUFEND)
Fettabsaugung	kein/leichtes Übergewicht	leicht/mittel erhöht	gut	gut	gut
Straffung mit kurzer Narbe	kein/leichtes Übergewicht	normal	gut	gut	leicht/mittelgradig gelockert
Straffung mit kurzer Narbe und begleitender Fettabsaugung	kein/leichtes Übergewicht	leicht/mittel erhöht	gut	gut	leicht/mittelgradig gelockert
Straffung mit langer Narbe	kein/leichtes Übergewicht, nach Gewichtsabnahme	leicht/mittel erhöht	mittel-massiv	mittel-massiv gelockert	gut
Straffung mit langer Narbe und begleitender Fettabsaugung	kein – schweres Übergewicht, nach Gewichtsabnahme	mittel-massiv erhöht	mittel-massiv	mittel-massiv gelockert	gut
Straffung mit langer und kurzer Narbe	kein/leichtes Übergewicht, nach Gewichtsabnahme	normal	mittel-massiv	mittel-massiv gelockert	mittel-massiv gelockert
Straffung mit langer und kurzer Narbe und begleitender Fettabsaugung	kein/leichtes Übergewicht, nach Gewichtsabnahme	mittel-massiv erhöht	mittel-massiv	mittel-massiv gelockert	mittel-massiv gelockert
Erweiterung des Eingriffs in die Flankenregion	nach massiver Gewichtsabnahme	leicht/mittel erhöht	stark-massiv	stark-massiv gelockert	stark-massiv gelockert

Operative Techniken

Um Oberarme ästhetisch ansprechend zu formen, können folgende Maßnahmen notwendig sein:
- Fettabsaugung (allein oder begleitend)
- Entfernung von Hautüberschuss
- Anhebung abgesunkener Gewebestrukturen
- Harmonisierung der angrenzenden Umgebung

Die Fettabsaugung ist eine ausgezeichnete und effektive Maßnahme zur Konturenverbesserung des Oberarms. Insbesondere in jungen Jahren (straffes Bindegewebe) findet man mit der alleinigen Fettabsaugung häufig das Auslangen. Natürlich kann eine Fettabsaugung auch als begleitende bzw. ergänzende Maßnahme eingesetzt werden, wenn beispielsweise auch an der Oberarmrückseite eine Konturenverbesserung gewünscht wird. Gleiches gilt auch für die Oberarmvorder- und -hinterseite.

Die Entfernung von Hautüberschuss kann grundsätzlich auf zwei Arten erfolgen: Der Hautschnitt bleibt entweder auf die Achselregion beschränkt oder verläuft längs an der Oberarminnenseite zum Ellbogen.

Der kurze Hautschnitt dient zur Anhebung abgesunkener Strukturen (Straffung der Hängematte), wobei unbedingt darauf geachtet werden muss, dass die nach oben gespannte Haut an einer stabilen Struktur verankert wird, um ein neuerliches Absinken zu vermeiden (Lockwood 1995). Die Schnittführung in der Achsel kann trotz des eingeschränkten Eingriffs auf verschiedene Weise erfolgen, wobei halbkreisförmige, T-, W- und S-förmige Variationen gewählt werden können.

Der lange Hautschnitt dient der Verkleinerung des Oberarmumfangs, also der Entfernung von Hautüberschuss (Oberarmstraffung im eigentlichen Sinn). Verankerungsnähte sind hier nicht notwendig. Bei der langen Schnittführung ist die genaue Planung besonders gefragt, um eine möglichst unauffällige Narbe zu erzielen. Am besten positioniert man die lange Narbe genau am Übergang von Oberarminnenseite zu Oberarmhinterseite, dadurch liegt sie genau am Scheitelpunkt und ist weder von der Seite noch von hinten auszumachen.

Bei der langen Schnittführung ist die genaue Planung besonders gefragt, um die Narbe möglichst uneinsehbar zu machen.

Besteht auch Hautüberschuss in der Flankenregion, kann die Oberarmstraffung in diese Region erweitert werden.

Oft kommen beide Techniken (kurzer & langer Hautschnitt) gemeinsam zum Einsatz, wenn es beispielsweise gilt, sowohl zu straffen als auch anzuheben.

Bei ausgeprägten Fällen (nach massiver Gewichtsabnahme) besteht fast immer auch ein Hautüberschuss in der unmittelbaren Umgebung der Oberarme (Flankenregion). Durch die alleinige Straffung der Oberarme würde ein unschöner Übergang zur Flanke entstehen, deshalb ist in solchen Fällen eine Erweiterung des Operationsgebietes in die Flankenregion angezeigt.

> **ZUSAMMENFASSUNG**
>
> Die Entfernung von Hautüberschuss kann grundsätzlich auf zwei Arten erfolgen: Der Hautschnitt bleibt entweder auf die Achselregion beschränkt oder verläuft längs an der Oberarminnenseite zum Ellbogen. Oft kommen beide Techniken gemeinsam zu Einsatz.

> Um bei der kurzen Schnittführung einer Verlagerung der Narbe nach unten entgegenzuwirken, muss der untere Wundrand an einer stabilen Struktur verankert werden.

Narben: Verlauf und Qualität

Narbenverlauf

Das Aussehen der Narben nach einer Oberarmstraffung ist von besonderer Bedeutung. Bei der kurzen Schnittführung darf sich die Narbe keinesfalls nach unten verlagern; nur dann bleibt gewährleistet, dass die Operation auch beim Tragen von kurzärmeligen Oberteilen unerkannt bleibt. Sowohl das Absinken der Narbe als auch eine verbreiterte Narbe können weitestgehend verhindert werden, wenn, wie bereits erwähnt, der untere Wundrand an eine stabile Struktur (Knochen, Sehne, Faszie) genäht wird.

Bei der langen Schnittführung ist die Narbe nur durch das Tragen von zumindest ¾-langen Ärmeln kaschierbar. Umso mehr muss bei der Planung darauf geachtet werden, den Hautschnitt optimal zu platzieren und den Wundverschluss möglichst spannungsfrei zu gestalten. Während man früher die Narbe noch mittig an der Oberarminnenseite positionierte, ist man nunmehr dazu übergegangen, den Hautschnitt genau am Übergang von Oberarminnenseite zu Oberarmhinterseite zu positionieren. Dadurch ist die Narbe bei schönem Abheilen sowohl von vorne als auch von hinten kaum zu sehen.

Abgesehen davon muss bei der langen Schnittführung beim Übergang in die Achselregion darauf geachtet werden, dass die längsgerichtete Narbe quer umgelegt wird. Nur so können sowohl Strangbildung als auch das Auftreten von Narbenkeloiden weitgehend vermieden werden. Das Querlegen einer längsgerichteten Narbe kann auf unterschiedlichste Weise erfolgen:
- S-förmiger Wundverschluss
- T-förmiger Wundverschluss
- W-förmiger Wundverschluss
- Z-förmiger Wundverschluss
- Fischschwanzförmiger Wundverschluss

Die Wahl des Wundverschlusses hängt einerseits vom Ausmaß des Hautüberschusses im Bereich der Axilla und andererseits von der Präferenz des Operateurs ab. Ausschlaggebend für das Ergebnis ist lediglich der Richtungswechsel des Narbenverlaufs, wie dieser im Detail erfolgt, ist weniger relevant.

Narbenqualität

Abgesehen vom Narbenverlauf ist klarerweise auch die Qualität der Narbe für den/die PatientIn von Bedeutung. Im Idealfall heilt die Narbe zart, schmal und strichförmig ab. Unschöne Heilungsverläufe stellen verbreiterte (dehiszente) und überschießende (hypertrophe) Narben dar. Selten kann es auch zu Narbenkeloiden kommen. Dehiszente Narben treten beim langen Hautschnitt dann auf, wenn eine Bindegewebeschwäche vorliegt oder wenn zuviel Haut entfernt wurde und daher der Wundverschluss unter zu starker Spannung erfolgte. Dehiszente Narben können nach einem Jahr in Lokalanästhesie korrigiert werden.

Unschöne Heilungsverläufe stellen verbreiterte (dehiszente) und überschießende (hypertrophe) Narben dar, die jedoch nach einem Jahr in Lokalanästhesie korrigiert werden können.

Hypertrophe Narben und Narbenkeloide entstehen durch eine individuelle genetische Prädisposition und können mit konservativen Maßnahmen (Silikonpflaster, Narbensalben etc.) behandelt werden. In besonders hartnäckigen Fällen können Narbenkeloide operiert und die Wundränder anschließend bestrahlt werden. Junge PatientInnen neigen eher zu hypertrophen Narben und Narbenkeloiden als ältere PatientInnen.

Hinzu kommt, dass gerade an der Oberarminnenseite die Narbenreifung wesentlich länger dauert als an anderen Körperstellen wie beispielsweise dem Gesicht oder den Händen. Es ist also Geduld gefragt, de facto muss 18–24 Monate gewartet werden, bis der Wundheilungsprozess vollständig abgeschlossen und die Narbe im Idealfall strichförmig und weiß geworden ist.

3. DIE OPERATION IM DETAIL

Wir möchten Ihnen anhand einiger Illustrationen die OP-Schritte der Operationsmethoden mit kurzer & langer Schnittführung zeigen. Die Darstellung der ersten Technik zeigt einen auf die Achselregion beschränkten Hautschnitt, die zweite veranschaulicht die weit häufiger eingesetzte Methode mit langer Schnittführung entlang der Oberarminnenseite mit/ohne Erweiterung des Eingriffs in die Flankenregion. Die Methode mit kurzem Hautschnitt kann nur bei sehr milden Fällen eingesetzt werden und vermag den Umfang der Oberarme nur geringfügig zu reduzieren. Zumeist ist die Methode mit langem Hautschnitt angezeigt, die eine beliebige Reduktion des Umfangs der Oberarme ermöglicht. Diese Technik ermöglicht auch eine zusätzliche Straffung nach oben (Kombination mit kurzem Hautschnitt) sowie eine Erweiterung in die angrenzende Flankenregion, wenn beispielsweise nach starker Gewichtsabnahme auch hier ein Hautüberschuss vorliegt. Zur weiteren Harmonisierung des Gesamterscheinungsbildes kann eine begleitende Fettabsaugung eingesetzt werden.

> **HINWEIS**
>
> Die Methode mit kurzem Hautschnitt kann nur bei sehr milden Fällen eingesetzt werden, zumeist ist die Methode mit langem Hautschnitt angezeigt.

Oberarmstraffung mit kurzer Narbe

OP-SCHRITT 1

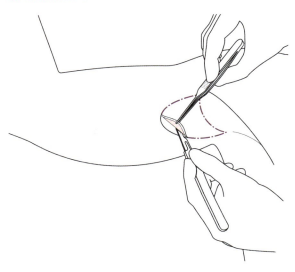

Hautschnitt entlang der angezeichneten, halbmondförmigen Linie und Deepithelialisierung.

OP-SCHRITT 2

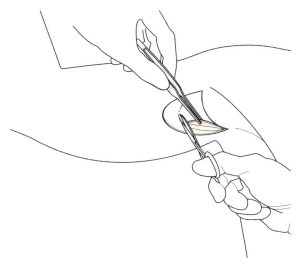

Entfernen der Dermis im Ausmaß der geplanten Straffung und Darstellung des subkutanen Fetts.

OP-SCHRITT 3

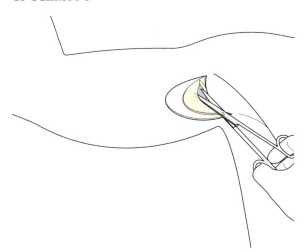

Spreizung des subkutanen Fetts und Präparation in die Tiefe.

OP-SCHRITT 4

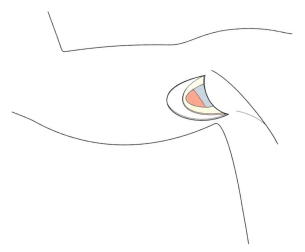

Darstellung der Ansatzsehne des Musculus latissimus dorsi.

OP-SCHRITT 5

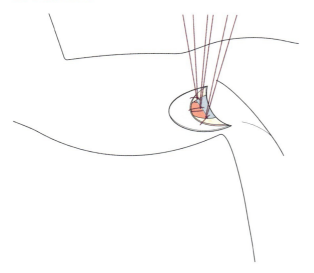

Vorlegen der Nähte zur Verankerung des Dermisrandes an die Latissimus-dorsi-Sehne.

OP-SCHRITT 6

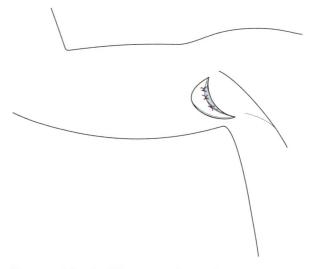

Zusammenziehen der Nähte zur Verankerung des Dermisrandes an die Latissimus-dorsi-Sehne. Ein leichter Straffungseffekt ist erkennbar.

OP-SCHRITT 7

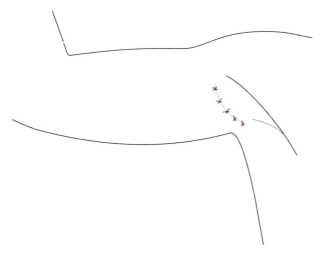

Wundverschluss mit Bildung einer zarten queren Narbe.

Oberarmstraffung mit langer Narbe

OP-SCHRITT 1

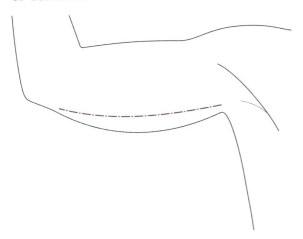

Anzeichnen des Hautschnitts.

OP-SCHRITT 2

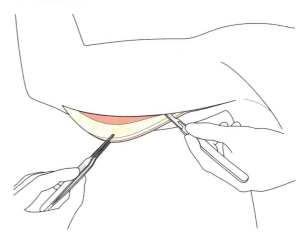

Hautschnitt und Präparieren des Hautüberschusses.

OP-SCHRITT 3

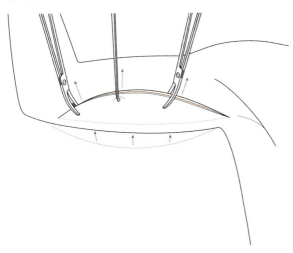

Anheben des Hautlappens bis der Oberarm eine harmonische Kontur aufweist.

OP-SCHRITT 4

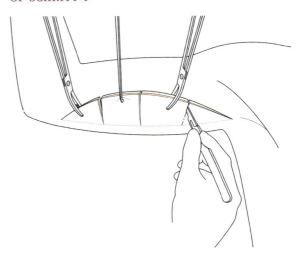

Einschneiden des zu entfernenden Hautlappens.

OP-SCHRITT 5

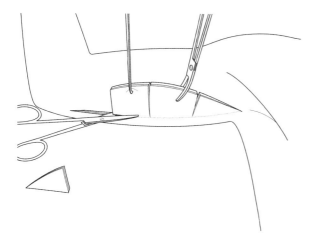

Entfernen des Hautüberschusses.

OP-SCHRITT 6

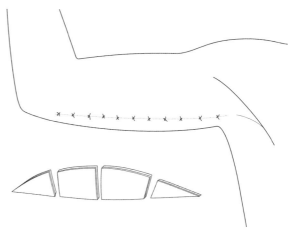

Wundverschluss mit Bildung einer Narbe, die idealweise am Scheitelpunkt Oberarminnenseite zur Rückseite zu liegen kommt.

Anmerkung: Um den Eingriff für den/die LeserIn klarer darzustellen, wurde die Platzierung der Narbe bewusst NICHT am Scheitelpunkt des Überganges von Oberarminnenseite zu Oberarmhinterseite gesetzt, weil dadurch Narbe und Oberarmkontur eine Linie bilden würden.

Oberarmstraffung mit kurzer & langer Narbe

OP-SCHRITT 1

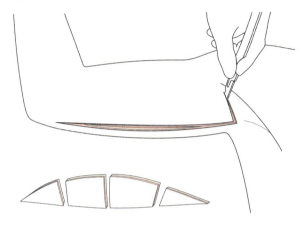

Erweiterung der langen Schnittführung in die Achselregion, um zusätzlich zur Verkleinerung des Oberarmumfanges auch eine Straffung nach oben zu erreichen.

OP-SCHRITT 2

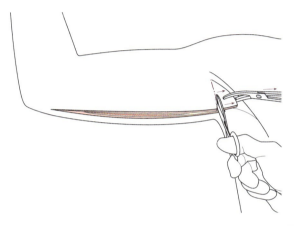

Entfernen eines dreieckigen Hautstückes zur zusätzlichen Straffung.

OP-SCHRITT 3

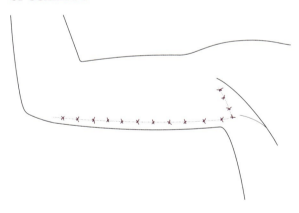

Wundverschluss mit Bildung einer L-förmigen Narbe.

BEGLEITENDE / ERGÄNZENDE FETTABSAUGUNG

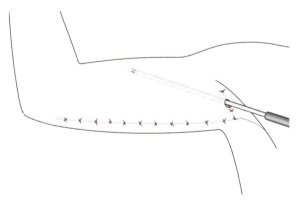

Bei jeder Oberarmstraffung kann zur weiteren Verbesserung der Kontur eine begleitende / ergänzende Fettabsaugung durchgeführt werden.

Anmerkung: Um den Eingriff für den / die LeserIn klarer darzustellen, wurde die Platzierung der Narbe bewusst NICHT am Scheitelpunkt des Überganges von Oberarminnenseite zu Oberarmhinterseite gesetzt, weil dadurch Narbe und Oberarmkontur eine Linie bilden würden.

Erweiterung der Oberarmstraffung auf die Flankenregion

OP-SCHRITT 1

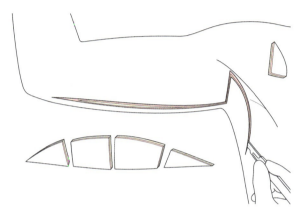

Erweiterung der langen Schnittführung in die Flankenregion, um zusätzlich zur Oberarmstraffung auch eine Straffung der unmittelbar angrenzenden Flankenregion zu erreichen. Die gezeigte Schnittführung kann variabel gestaltet werden, manche ChirurgInnen bevorzugen einen anderen Verlauf der Z-Plastik.

OP-SCHRITT 2

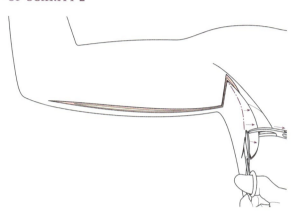

Entfernen des Hautüberschusses in der Achselregion.

OP-SCHRITT 3

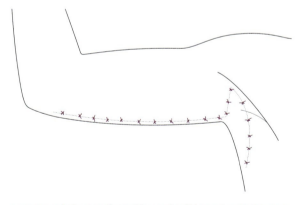

Spannungsfreier Wundverschluss mit Bildung einer Z-förmigen Narbe.

BEGLEITENDE / ERGÄNZENDE FETTABSAUGUNG

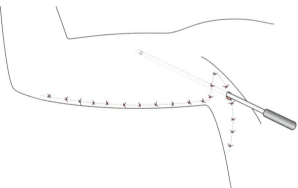

Bei jeder Oberarmstraffung kann zur weiteren Verbesserung der Kontur eine begleitende / ergänzende Fettabsaugung durchgeführt werden.

Anmerkung: Um den Eingriff für den / die LeserIn klarer darzustellen, wurde die Platzierung der Narbe bewusst NICHT am Scheitelpunkt des Überganges von Oberarminnenseite zu Oberarmhinterseite gesetzt, weil dadurch Narbe und Oberarmkontur eine Linie bilden würden.

III OBER-SCHENKEL-STRAFFUNG

GESCHICHTLICHE ENTWICKLUNG, MEDIZINISCHE
GRUNDLAGEN & DIE OPERATION IM DETAIL

III Oberschenkelstraffung

1. GESCHICHTLICHE ENTWICKLUNG DER OBERSCHENKELSTRAFFUNG

Im Gegensatz zur Oberarmstraffung entwickelte sich die Oberschenkelstraffung nicht aufgrund der neuen Modetrends im 20. Jahrhundert. Oberschenkelstraffungen wurden aus funktionellen Gründen dann durchgeführt, wenn das Reiben der Haut an den Oberschenkelinnenseiten zu Wundbildung führte. Oberschenkelstraffungen aus ästhetischen Gründen fanden vergleichsweise spät statt.

Die erste dokumentierte Oberschenkelstraffung führte der US-Amerikaner John R. Lewis im Jahre 1957 durch. Die Operation geriet relativ rasch bei den meisten ChirurgInnen in Misskredit, weil häufig Komplikationen (Wundheilungsstörungen, verbreiterte Narben, Verziehung der äußeren Schamlippen) auftraten. Erst 1988 kam es durch die Publikation von Ted Lockwood zu einem Meilenstein in der Oberschenkelplastik. Er verankerte den unteren Wundrand an einer besonders stabilen, bandartigen Struktur am seitlich-unteren Rand des Schambeins, der Colle-Faszie. Auf diese Weise konnte eine substanzielle Straffung nach oben erzielt werden, ohne dass es zu verbreiterten Narben oder Verziehungen der äußeren Schamlippen kam. Durch die Arbeit von Lockwood gewann die Oberschenkelstraffung deutlich an Popularität, und die Anzahl der Eingriffe stieg beträchtlich an. Obwohl die ästhetische Indikation durchaus gegeben ist, werden Oberschenkelstraffungen im Vergleich zu Bauchdecken- oder Bruststraffungen ungleich seltener durchgeführt.

Ähnlich wie bei der Oberarmstraffung entwickelten sich bei der Oberschenkelstraffung zwei Trends: die Methode mit kurzer und mit langer Narbe. Im Gegensatz zum Oberarm kann beim Oberschenkel auch mit der kurzen Narbe eine gute Straffung erreicht werden.

Die erste Oberschenkelstraffung wurde im Vergleich zu den meisten anderen ästhetisch-chirurgischen Operationen erst relativ spät durchgeführt. 1957 erschien die erste Publikation zum Thema.

Ein Meilenstein in der Oberschenkelplastik war die Einführung der inneren Verankerung an der Colle-Faszie durch Ted Lockwood (1988), wodurch die Verbreiterung der Narben und Verziehungen der äußeren Schamlippen verhindert und die Langzeitergebnisse verbessert werden konnten.

Mit der Entdeckung und Verbreitung der Fettabsaugung um 1980 (Kesselring, Illouz) setzte sich immer häufiger ein kombiniertes Vorgehen durch. Dabei wurde gleichzeitig mit der Oberschenkelstraffung eine begleitende (innerhalb des Operationsgebietes der Straffung) bzw. ergänzende (in der unmittelbaren Umgebung des Operationsgebietes, z.B. Reiterhosen) Fettabsaugung durchgeführt, wodurch das Potenzial der Konturenverbesserung deutlich gesteigert werden konnte.

Die in jüngster Zeit gewonnenen Erfahrungen zeigen, dass sich bei sorgfältiger Analyse und guter Planung auch bei umfangreichen Straffungsoperationen gute Ergebnisse erzielen lassen. Die Patientenzufriedenheit ist v.a. nach massiven Gewichtsabnahmen besonders hoch.

2. EINIGE MEDIZINISCHE GRUNDLAGEN

Die Oberschenkelstraffung ist technisch nicht sehr anspruchsvoll, aufgrund ihres operativen Umfanges (große Wundfläche) und der Charakteristik des Operationsgebietes (Schrittregion, Nähe zum Genital) ein Eingriff, der einer sorgfältigen Vorbereitung und Planung bedarf. Um ein ansprechendes Ergebnis zu erzielen, müssen viele Details berücksichtigt werden. Bei der Oberschenkelstraffung wird zwar in erster Linie überschüssige Haut entfernt, wichtig ist – in noch stärkerem Maße als beim Oberarm – eine Verankerung des angehobenen Gewebes an eine stabile Struktur. Wird diesem Umstand nicht Rechnung getragen, kann es zu besonders unangenehmen Verziehungen der Narben kommen. Die Narben sollten exakt in der Schrittregion verbleiben, ihre Verlagerung nach unten führt bei Frauen zu einem unangenehmen Zug an den Schamlippen, der in gravierenden Fällen zu äußerst störenden Verformungen des Scheideneingangs führen kann.

Der Positionierung des Hautschnitts kommt natürlich auch eine wichtige Bedeutung zu, wenngleich die Problematik der Einsehbarkeit aufgrund der fast immer vollständigen Bedeckung dieser Körperregion weniger gegeben ist.

> Bei der Oberschenkelstraffung ist die Verankerung des angehobenen Gewebes an eine stabile Struktur besonders wichtig.

Oft ist für das Erzielen einer harmonischen Kontur der Oberschenkel eine begleitende Fettabsaugung notwendig. Wird beides gemeinsam durchgeführt, muss die Fettabsaugung besonders vorsichtig erfolgen, weil die Durchblutung des Operationsgebietes keinesfalls zu sehr gefährdet werden darf.

Zudem muss auf die Lymphgefäße geachtet werden, die in der Schrittregion zusammenfließen und keinesfalls verletzt werden dürfen. Durchtrennte Lymphgefäße können zu Lymphödemen führen.

Im Gegensatz zur Oberarmstraffung verläuft im Operationsgebiet kein sensibler Nerv, der geschont werden muss, es muss aber auf die größte oberflächliche Oberschenkelvene (Vena saphena magna) besonders Rücksicht genommen werden.

HINWEIS

Die unmittelbare Nähe zum Genital und die große Wundfläche machen die Oberschenkelstraffung zu einem anspruchsvollen Eingriff der ästethisch-plastischen Chirurgie.

Anatomie

Der Oberschenkel (Femur) ist ein Teil des Beines und befindet sich zwischen Hüfte/Gesäß und Knie/Unterschenkel.

Der Kopf des Oberschenkelknochens (Os femoris, Femur) bewegt sich in der Gelenkpfanne des Hüftknochens (Os coxae). Am unteren Ende des Oberschenkelknochens befindet sich das Kniegelenk, wo der Femur mit dem Schienbein (Tibia) in gelenkiger Verbindung steht. Wie der Oberarm weist auch der Unterschenkel zwei Knochen (Tibia und Fibula) auf, wobei aber nur die Tibia mit dem Femur verbunden ist und die Fibula nahezu keine Stützfunktion innehat.

Wie andere Muskeln auch, sind die Muskeln des Oberschenkels von je einer Bindegewebehülle (Faszie) umgeben.

Der Oberschenkelknochen dient einer ganzen Reihe von Muskeln als Ursprung und Ansatz, z. B. der äußeren Hüftmuskulatur und der Unterschenkelmuskulatur. Die eigentliche fleischige Masse des Oberschenkels bildet jedoch die Oberschenkelmuskulatur, die in drei Gruppen eingeteilt wird:
- die Strecker (Extensoren) – vordere Oberschenkelmuskulatur
- die Beuger (Flexoren) – hintere Oberschenkelmuskulatur (Ischiokruralmuskulatur)
- die Heranführer (Adduktoren) – innere Oberschenkelmuskulatur

Die Aorta abdominalis teilt sich im Unterleib in zwei Arterien (Arteriae iliaca communis), die sich im Becken in die innere und äußere Darmbeinarterie (Arteria iliaca interna und externa) unterteilen. Die innere Darmbeinarterie versorgt in erster Linie die Gesäßregion, die äußere Darmbeinarterie in erster Linie den Oberschenkel. Aus beiden Arterien entspringen eine Reihe kleinerer Arterien.

ANATOMIE DES OBERSCHENKELS

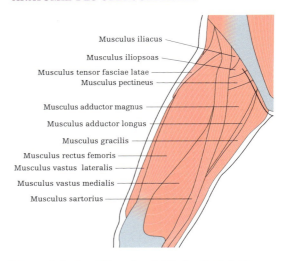

Schematische Darstellung der wichtigsten Muskeln des Oberschenkels.

Das Venensystem des Oberschenkels lässt sich sowohl topografisch als auch funktionell in zwei Abschnitte unterteilen: das oberflächliche und das tiefe Venensystem. Zum oberflächlichen Venensystem zählt als größte Vene die Vena saphena magna. Sie verläuft unter der Haut an der vorderen inneren Seite des Oberschenkels und ist die Vene, die bei Krampfadern erweitert unter der Haut zu sehen ist. Kurz vor der Leistenregion nimmt sie mehrere Hautvenen auf, sodass ein sogenanntes Venenkreuz (Crosse) entsteht, um dann etwas weiter oben in die Oberschenkelvene (Vena femoralis) einzumünden. Das tiefe Venensystem setzt sich aus parallel zu den entsprechenden Arterien verlaufenden Venen zusammen. Die wichtigste Vene dieses Systems ist die Vena femoralis, die meist doppelt angelegt ist.

Schließlich verlaufen im Oberschenkel einige Nerven des Lenden-Kreuz-Geflechts (Plexus lumbosacralis) sowie der Nervus femoralis, der den wichtigen Musculus quadriceps femoris versorgt. Aus dem Lenden-Kreuz-Geflecht entspringt der größte Nerv des menschlichen Körpers, der Nervus ischiadicus (Ischias). Zu den wichtigsten Hautnerven des Oberschenkels (Nervi cutanei femoris) gehört der

GEFÄSSE DES OBERSCHENKELS

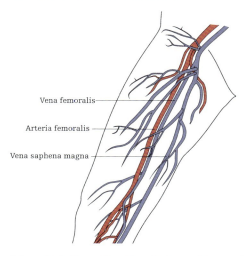

Schematische Darstellung der wichtigsten Venen und Arterien des Oberschenkels.

NERVEN DES OBERSCHENKELS

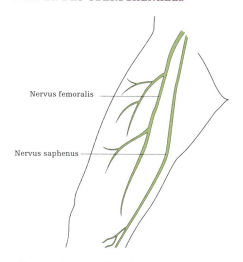

Schematische Darstellung der wichtigsten Nerven des Oberschenkels.

ANATOMIE DES OBERSCHENKELS IM QUERSCHNITT

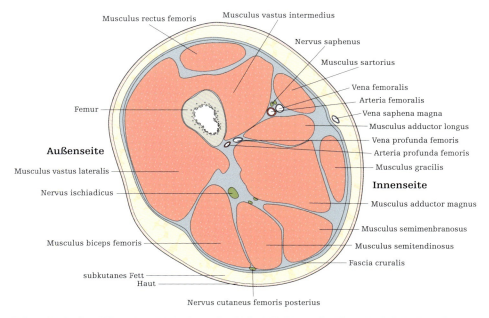

Schematische Darstellung der wichtigsten anatomischen Strukturen des Oberschenkels im Querschnitt.

Nervus cutaneus femoris medialis, der die Innenseite des Oberschenkels sensibel versorgt, und der Nervus cutaneus femoris lateralis, der die Außenseite des Oberschenkels sensibel versorgt.

Die Lymphgefäße am Oberschenkel verlaufen längsgerichtet hinauf in die Schrittregion, wo sie an die dortigen Lymphknoten andocken. Auf die Lymphgefäße muss während der Operation besonders geachtet werden, um ein postoperatives Lymphödem zu vermeiden.

Ursachen für unvorteilhafte Oberschenkel

Die meisten Menschen stört ein vergrößerter Umfang der Oberschenkel v.a. dann, wenn die Haut an den Oberschenkelinnenseiten aneinander reibt. Natürlich hängt dies nicht nur vom Obenschenkelumfang ab, sondern auch von der individuellen Hüftbreite. Dicke Oberschenkel können auch konstitutionell vorliegen, wenn bei Normalgewicht aufgrund einer genetischen Prädisposition vermehrt Fett an den Oberschenkeln eingelagert wird. Es liegt also einfach eine ungünstige Fettverteilung vor, was beim Oberschenkel v.a. bei Frauen häufig an der Außenseite (Reiterhosen) der Fall ist. Im Gegensatz dazu speichern Männer Fett üblicherweise v.a. im Rumpfbereich.

Oberschenkel können auch dann unvorteilhaft aussehen, wenn ihr Umfang als normal bzw. sogar als schlank anzusehen ist. Die Ursache ist in diesen Fällen das Nachgeben des Fasziensystems des Oberschenkels, dessen Erschlaffung dazu führt, dass der Oberschenkel v.a. innenseitig in der Schrittregion an Form verliert.

> **HINWEIS**
>
> Die meisten Menschen stört an ihren Oberschenkeln, dass die Haut an den Oberschenkelinnenseiten aneinander reibt.

Die wichtigste Ursache für unvorteilhaft erscheinende Oberschenkel ist der altersbedingte Elastizitätsverlust der Haut, mit dem eine vermehrte Faltenbildung einhergeht, die v.a. an der Oberschenkelinnenseite sichtbar ist.

Die häufigste Ursache ist allerdings der natürliche Alterungsprozess der Haut. Mit dem Älterwerden verliert die Haut an Elastizität und wird schlaff. Mit dem Elastizitätsverlust der Haut und den darunterliegenden Bindegewebesepten geht auch eine vermehrte Faltenbildung einher, die speziell an der Innenseite der Oberschenkel sichtbar ist. Dort ist die Haut im Gegensatz zur Außenseite des Oberschenkels viel dünner und dehnbarer, weshalb sich die Falten vor allem innenseitig und weniger außenseitig bilden. Die altersbedingte Erschlaffung kann bei ungünstigen genetischen Voraussetzungen bereits in relativ jungen Jahren einsetzen.

Oberschenkel verändern sich besonders unvorteilhaft nach starkem Gewichtsverlust. Die moderne Adipositaschirurgie (Magenband, Magenballon, Magenverkleinerung, Magenbypass etc.) und die Übernahme dieser Eingriffe durch die Sozialversicherungsträger ermöglichte bislang unerreichte Erfolge bei stark übergewichtigen PatientInnen. So sind Gewichtsreduktionen von 40 bis 60 kg keine Seltenheit mehr. Die durch die enorme Gewichtszunahme stark ausgedehnte Haut vermag sich nach dem Abnehmen den neuen Volumenverhältnissen nicht mehr anzupassen, und es verbleiben teilweise extreme Hautüberschüsse. Neben dem Bauch sind vor allem Extremitäten, Gesäß und Brust betroffen. Für die Korrektur dieser wirklich sehr entstellenden massiven Hautüberschüsse sind umfassende Straffungsoperationen am ganzen Körper notwendig. Bei den Oberschenkeln muss für ein ästhetisch ansprechendes Ergebnis neben der Umfangreduktion auch eine Anhebung des abgesunkenen Gewebes erfolgen.

Natürlich können alle genannten Ursachen in Kombination vorliegen.

> **HINWEIS**
>
> Oberschenkel verändern sich besonders unvorteilhaft nach starkem Gewichtsverlust, die Haut kann sich nach dem Abnehmen den neuen Volumenverhältnissen nicht mehr anpassen, und es kann zu teilweise sehr entstellenden Hautüberschüssen kommen.

Stadieneinteilung – Klassifikation
Wie so oft in der Medizin wurde die Erschlaffung der Oberschenkel von verschiedenen ÄrztInnen in Stadien unterteilt. Die uns am logischsten erscheinende Einteilung berücksichtigt die Ausgangsposition und die entsprechenden Korrekturmöglichkeiten.

Die Tabelle veranschaulicht die möglichen operativen Maßnahmen nach unvorteilhaften Veränderungen der Oberschenkel. Die Operationsmethoden unterscheiden sich in erster Linie in der Schnittführung (lange oder kurze Narbe) und ob begleitend Fett abgesaugt wird oder nicht. Im Gegensatz zur Oberarmstraffung ist bei der Oberschenkelstraffung die kurze Schnittführung insbesondere zur Beseitigung der Falten oft ausreichend.

Eine Oberschenkelstraffung mit alleiniger langer Narbe wird nur in Ausnahmefällen notwendig sein, nämlich dann, wenn ein Hautüberschuss ohne gleichzeitiger Erschlaffung des Gewebes vorliegt. Fast immer wird die Methode mit langem Hautschnitt (Umfangreduktion) mit der Methode mit kurzem Hautschnitt (Anhebung der abgesunkenen Strukturen) kombiniert.

KLASSIFIKATION UNVORTEILHAFTER OBERSCHENKEL UND ENTSPRECHENDE KORREKTURMASSNAHMEN

OPERATIVE MASSNAHME	GEWICHT	UMFANG (FETT)	ELASTIZITÄT (FALTEN)	FASZIENSYSTEM (LÄNGSVERLAUFEND)
Fettabsaugung	kein/leichtes Übergewicht	leicht/mittel erhöht	keine/wenig	gut
Straffung mit kurzer Narbe	kein/leichtes Übergewicht	normal	keine/wenig	leicht/mittelgradig gelockert
Straffung mit kurzer Narbe und begleitender Fettabsaugung	kein/leichtes Übergewicht	leicht/mittel erhöht	keine/wenig	leicht/mittelgradig gelockert
Straffung mit langer Narbe	kein/leichtes Übergewicht, nach Gewichtsabnahme	leicht/mittel erhöht	mittel-massiv	gut
Straffung mit langer Narbe und begleitender Fettabsaugung (selten)	kein – schweres Übergewicht, nach Gewichtsabnahme	mittel-massiv erhöht	mittel-massiv	gut
Straffung mit langer und kurzer Narbe	kein/leichtes Übergewicht, nach Gewichtsabnahme	normal	mittel-massiv	mittel-massiv gelockert
Straffung mit langer und kurzer Narbe und begleitender Fettabsaugung	kein/leichtes Übergewicht, nach Gewichtsabnahme	mittel-massiv erhöht	mittel-massiv	mittel-massiv gelockert
Erweiterung des Eingriffs in die Gesäßregion	nach massiver Gewichtsabnahme	leicht/mittel erhöht	stark-massiv	stark-massiv gelockert

Operative Techniken

Um Oberschenkel ästhetisch ansprechend zu formen, können folgende Maßnahmen notwendig sein:
- Fettabsaugung (allein oder begleitend)
- Entfernung von Hautüberschuss
- Anhebung abgesunkener Gewebestrukturen
- Harmonisierung der angrenzenden Umgebung

Die Fettabsaugung ist eine ausgezeichnete und effektive Maßnahme zur Konturenverbesserung des Oberschenkels. Insbesondere in jungen Jahren (straffes Bindegewebe) findet man mit der alleinigen Fettabsaugung häufig das Auslangen. Natürlich kann eine Fettabsaugung auch als begleitende, bzw. ergänzende Maßnahme eingesetzt werden, wenn beispielsweise auch an der Oberschenkelaußenseite (Reiterhosen) eine Konturenverbesserung gewünscht wird. Gleiches gilt auch für Oberschenkelvorder- oder -hinterseite. Kritisch ist nur die Fettabsaugung in der gleichzeitig gestrafften Schrittregion, weil die Durchblutung der Haut gefährdet wäre. Gegebenenfalls wird erst in einer zweiten Etappe Fett abgesaugt.

Die Entfernung von Hautüberschuss kann grundsätzlich auf zwei Arten erfolgen: Der Hautschnitt bleibt entweder auf die Schrittregion beschränkt oder verläuft zusätzlich längs an der Oberschenkelinnenseite. Der kurze Hautschnitt dient zur Anhebung abgesunkener Strukturen, wobei unbedingt darauf geachtet werden muss, dass die nach oben gespannte Haut an einer stabilen Struktur verankert wird, um ein neuerliches Absinken zu vermeiden. Am besten eignet sich hierfür die Verankerung an der nach Colle 1811 benannten Faszie, eine feste, bandartige Struktur am seitlich-unteren Rand des Schambeins. Wie weit der kurze Hautschnitt in die Leistenregion gesetzt wird, hängt von der Verteilung des Hautüberschusses in dieser Region ab. Auf alle Fälle kann gewährleistet werden, dass bei aufrechter, stehender Position die Narbe ausschließlich in der Beugefalte der Leiste verläuft und dadurch kaum einsehbar ist. Führt man eine Oberschenkelstraffung ohne Verankerungsnähte an die Colle-Faszie durch, ist die Wahrscheinlichkeit sehr groß, dass sich die Narbe schwerkraftbedingt nach unten verlagert und bei Frauen der Zug auf die angrenzenden äußeren Schamlippen dazu führt, dass diese sich ebenfalls verziehen. Abgesehen von einem unschönen Erscheinungsbild ist ein Verziehen der Schamlippen für die Betroffenen sehr unangenehm.

Der lange Hautschnitt dient der Verkleinerung des Oberschenkelumfangs. Verankerungsnähte sind hier, wie auch bei der Oberarmstraffung mit langer Narbe, nicht notwendig. Bei der langen Schnittführung ist im Zusammenhang mit einer möglichst unauffälligen Narbe die genaue Planung besonders gefragt. Am besten positioniert man die lange Narbe genau dort, wo die Oberschenkel einander bei Schenkelschluss als erstes berühren (innenseitige Jeans-Naht).

Bei der Oberschenkelstraffung kommt der Verankerung der gestrafften Haut an eine stabile Struktur (Colle-Faszie) eine besondere Bedeutung zu, um eine Verlagerung der Narbe nach unten zu vermeiden. Gerade bei Frauen kann eine fehlende Verankerung zu besonders störenden Verziehungen der äußeren Schamlippen führen.

Besteht auch Hautüberschuss in der unteren Gesäßregion, kann die Oberschenkelstraffung in diese Region erweitert werden.

Fast immer kommen beide Techniken (kurzer & langer Hautschnitt) gemeinsam zum Einsatz, wenn es beispielsweise gilt, sowohl zu straffen als auch anzuheben.

Bei ausgeprägten Fällen (nach massiver Gewichtsabnahme) besteht fast immer auch ein Hautüberschuss in der unmittelbaren Umgebung der Oberschenkel (Gesäßregion). Durch die alleinige Straffung der Oberschenkel würde ein unschöner Übergang zum Gesäß entstehen, deshalb ist in solchen Fällen eine Erweiterung des Operationsgebietes in die untere Gesäßregion angezeigt.

> **ZUSAMMENFASSUNG**
>
> Die Entfernung von Hautüberschuss kann grundsätzlich auf zwei Arten erfolgen: Der Hautschnitt bleibt entweder auf die Schrittregion beschränkt oder verläuft längs an der Oberschenkelinnenseite in Richtung Knie. Oft kommen beide Techniken gemeinsam zu Einsatz.

Narben: Verlauf und Qualität

Narbenverlauf
Der Verlauf der Narben nach einer Oberschenkelstraffung ist natürlich wichtig, aber nicht von so großer Bedeutung wie bei der Oberarmstraffung, weil ja die Beine auch in der warmen Jahreszeit fast immer bis zum Knie bedeckt sind.

Bei der kurzen Schnittführung darf sich die Narbe keinesfalls nach unten verlagern und sollte im Idealfall in der Leistenbeuge zu liegen kommen, wodurch sie kaum einsehbar ist. Insbesondere muss darauf geachtet werden, dass sich bei Frauen die äußeren Schamlippen nicht verziehen. Sowohl das Absinken der Narbe als auch eine verbreiterte Narbe kann weitestgehend verhindert werden, wenn der untere Wundrand an die Colle-Faszie genäht wird.

Bei der langen Schnittführung ist die Narbe nur durch das Tragen von zumindest knielangen Beinkleidern kaschierbar. Durch die Positionierung der Narbe direkt an der Linie, wo die beiden Innenseiten der Oberschenkel einander beim Schenkelschluss berühren, ist die Narbe bei schönem Abheilen sowohl von vorne als auch von hinten kaum zu sehen.

Narbenqualität
Abgesehen vom Narbenverlauf ist klarerweise auch die Qualität der Narbe für den/die PatientIn von Bedeutung. Im Idealfall heilt die Narbe zart, schmal und strichförmig ab. Unschöne Heilungsverläufe stellen verbreiterte (dehiszente) und überschießende (hypertrophe) Narben dar. Selten kann es auch zu Narbenkeloiden kommen. Dehiszente Narben treten beim langen Hautschnitt dann auf, wenn eine Bindegewebeschwäche vorliegt oder wenn zuviel Haut entfernt wurde und daher der Wundverschluss unter zu starker Spannung erfolgte. Dehiszente Narben können nach einem Jahr in Lokalanästhesie korrigiert werden.

Hypertrophe Narben und Narbenkeloide entstehen durch eine individuelle genetische Prädisposition und können mit konservativen Maßnahmen (Silikonpflaster, Narbensalben etc.) behandelt werden. In besonders hartnäckigen Fällen können Narbenkeloide operiert und die Wundränder anschließend bestrahlt werden. Junge PatientInnen neigen eher zu hypertrophen Narben und Narbenkeloiden als ältere PatientInnen.

Hinzu kommt, dass gerade an der Oberschenkelinnenseite – wie auch bei den Oberarmen – die Narbenreifung wesentlich länger dauert als an anderen Körperstellen wie beispielsweise dem Gesicht oder den Händen. Es ist also Geduld gefragt, de facto muss 18–24 Monate gewartet werden, bis der Wundheilungsprozess vollständig abgeschlossen und die Narbe im Idealfall strichförmig und weiß geworden ist.

HINWEIS

Unschöne Heilungsverläufe stellen verbreiterte (dehiszente) und überschießende (hypertrophe) Narben dar, die jedoch nach einem Jahr in Lokalanästhesie korrigiert werden können.

3. DIE OPERATION IM DETAIL

Wir möchten Ihnen anhand einiger Illustrationen die OP-Schritte der Operationsmethoden mit kurzer & langer Schnittführung zeigen.

Die Darstellung der ersten Technik zeigt einen auf die Schrittregion beschränkten Hautschnitt, die zweite veranschaulicht die etwas häufiger eingesetzte Methode mit langem Hautschnitt entlang der Oberschenkelinnenseite mit/ohne Erweiterung des Eingriffs in die Gesäßregion. Die Methode mit kurzem Hautschnitt wird bei eher milden Fällen eingesetzt, Falten an der Oberschenkelinnenseite können korrigiert werden, eine Umfangreduktion der Oberschenkel ist nicht möglich.

Zumeist ist jedoch eine Kombination aus kurzem & langem Hautschnitt angezeigt, die eine deutliche Reduktion des Umfangs und eine effektive Straffung der Oberschenkel nach oben bewirkt. Diese Technik ermöglicht auch eine Erweiterung in die angrenzende Gesäßregion, wenn beispielsweise nach starker Gewichtsabnahme auch hier ein Hautüberschuss vorliegt. Zur weiteren Harmonisierung des Gesamterscheinungsbildes kann eine begleitende Fettabsaugung eingesetzt werden.

Die Methode mit alleiniger langer Schnittführung ist wie bereits oben erwähnt nur in Ausnahmefällen angezeigt und wird hier in der illustrativen Darstellung der Operationsmethoden nicht berücksichtigt.

Die Methode mit kurzem Hautschnitt ist zur Beseitigung von Falten an der Oberschenkelinnenseite in vielen Fällen ausreichend.

Die Methode mit langem Hautschnitt kommt fast immer kombiniert mit der kurzen Schnittführung zum Einsatz, allein ist sie nur in Ausnahmefällen ausreichend.

Oberschenkelstraffung mit kurzer Narbe

OP-SCHRITT 1

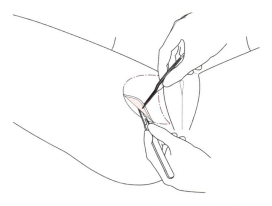

Hautschnitt entlang der angezeichneten, halbmondförmigen Linie und Deepithelialisierung.

OP-SCHRITT 2

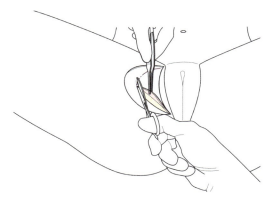

Entfernen der Dermis im Ausmaß der geplanten Straffung und Darstellung des subkutanen Fetts.

OP-SCHRITT 3

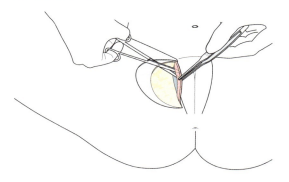

Abpräparieren der Haut/Subkutis über dem Schambein und Freilegen der Colle-Faszie.

OP-SCHRITT 4

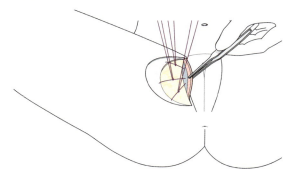

Vorlegen der Nähte zur Verankerung des Dermisrandes an die Colle-Faszie.

OP-SCHRITT 5

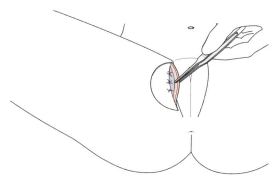

Zusammenziehen der Nähte zur Verankerung des Dermisrandes an die Colle-Faszie.

OP-SCHRITT 6

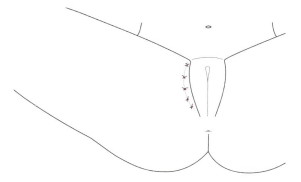

Spannungsfreier Wundverschluss mit Bildung einer halbrunden Narbe im Leistenbereich.

Oberschenkelstraffung mit kurzer & langer Narbe

OP-SCHRITT 1

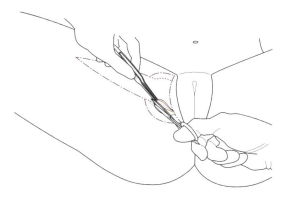

Hautschnitt entlang der angezeichneten Linie und Deepithelialisierung des halbmondförmigen Hautareals. Dort wo der Oberschenkelumfang verkleinert werden soll, wird die Haut vollständig entfernt und das darunterliegende Fettgewebe ist sichtbar.

OP-SCHRITT 2

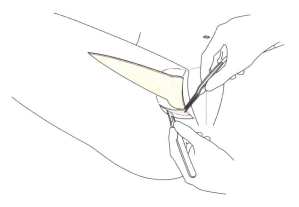

Entfernen der Dermis im Ausmaß der geplanten Straffung nach oben.

OP-SCHRITT 3

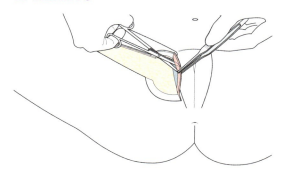

Abpräparieren der Haut/Subkutis über dem Schambein und Freilegen der Colle-Faszie.

OP-SCHRITT 4

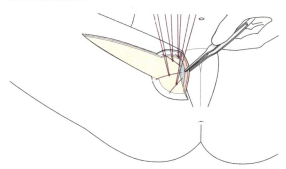

Vorlegen der Nähte zur Verankerung des Dermisrandes an die Colle-Faszie.

OP-SCHRITT 5

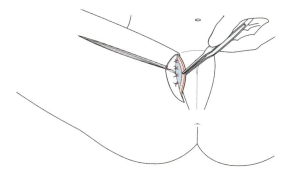

Vereinigung der zwei Eckpunkte am Übergang vom kurzen zum langen Hautschnitt und Verankerung des Dermisrandes an die Colle-Faszie.

OP-SCHRITT 6

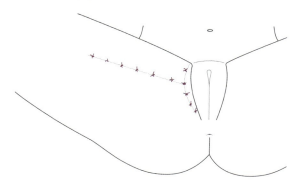

Spannungsfreier Wundverschluss mit Bildung einer T-förmigen Narbe.

Erweiterung der Oberschenkelstraffung in die Gesäßregion

OP-SCHRITT 1

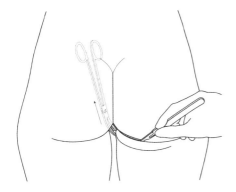

Hautschnitt entlang der Gesäßfalte.

OP-SCHRITT 2

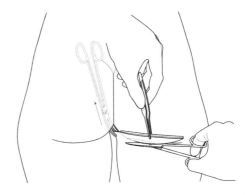

Entfernung des bestehenden Hautüberschusses an der Oberschenkelhinterseite.

OP-SCHRITT 3

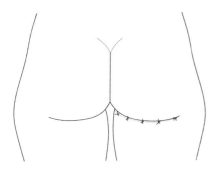

Spannungsfreier Wundverschluss mit Bildung einer bogenförmigen Narbe, die in der Gesäßfalte zu liegen kommt.

Erweiterung der langen Schnittführung in die Gesäßregion, um zusätzlich zur Oberschenkelstraffung auch eine Straffung an der Oberschenkelhinterseite unmittelbar unter der Gesäßfalte zu erreichen. Bei starkem Gewebeüberschuss zeichnet sich durch die Straffung der Oberschenkelinnenseite auch ein bananenförmiger Überschuss an der Oberschenkelhinterseite ab, der durch die Erweiterung des Eingriffs mitkorrigiert werden kann.

BEGLEITENDE / ERGÄNZENDE FETTABSAUGUNG

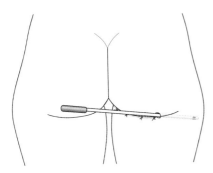

Bei jeder Oberschenkelstraffung kann zur weiteren Verbesserung der Kontur eine begleitende/ergänzende Fettabsaugung durchgeführt werden. Insbesondere ist dies häufig an der Oberschenkelaußenseite (Reiterhosen) sinnvoll.

OBERSCHENKELSTRAFFUNG MIT LANGEM HAUTSCHNITT UND ERGÄNZENDER FETTABSAUGUNG

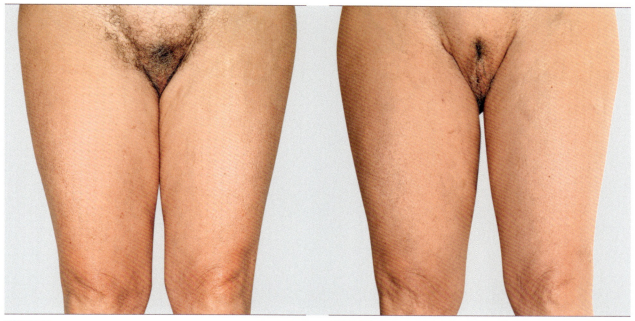

VORHER NACHHER

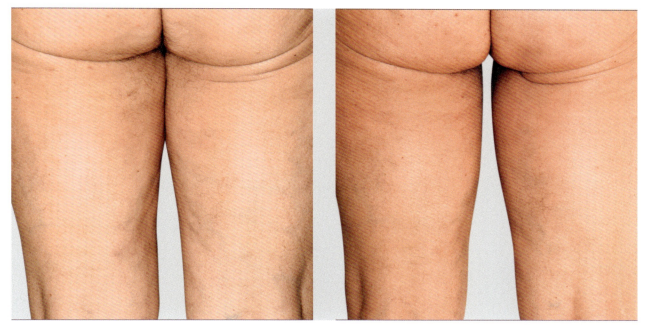

VORHER NACHHER

Bei dieser Patientin wurde eine Oberschenkelstraffung mit langem Hautschnitt durchgeführt. Die Patientin störte v.a. die Reibung der Haut an den Oberschenkelinnenseiten. Zusätzlich wurde begleitend Fett im unteren Bereich der Oberschenkelinnenseiten und innenseitig der Knie abgesaugt. Die Fotos zeigen das Ergebnis ein Jahr nach dem Eingriff.

OBERSCHENKELSTRAFFUNG MIT KURZEM HAUTSCHNITT UND FETTABSAUGUNG

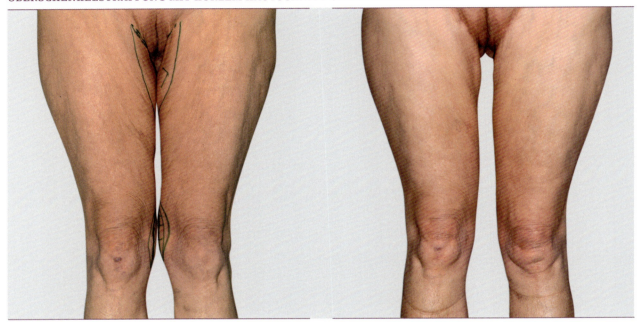

VORHER   NACHHER

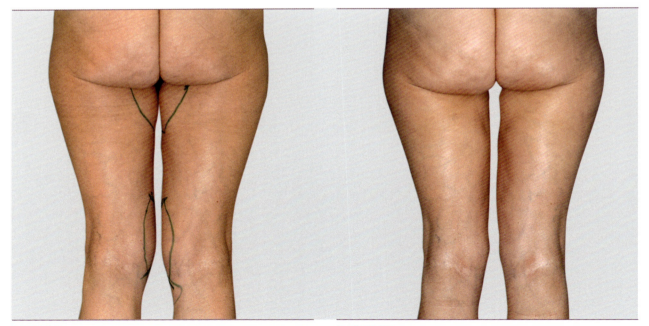

VORHER   NACHHER

Bei dieser Patientin wurde eine Oberschenkelstraffung mit kurzem, auf die Schrittregion beschränktem Hautschnitt durchgeführt. Zusätzlich wurde begleitend Fett im Operationsgebiet und ergänzend an den Knieinnenseiten abgesaugt. Die Fotos zeigen das Ergebnis sechs Monate nach dem Eingriff.

OBERSCHENKELSTRAFFUNG MIT LANGEM HAUTSCHNITT

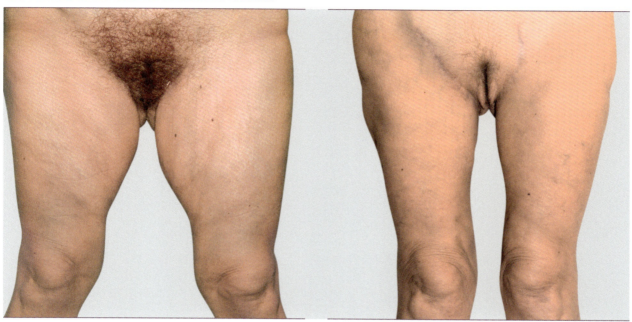

VORHER　　　　　　　　　　　　　　　　　NACHHER

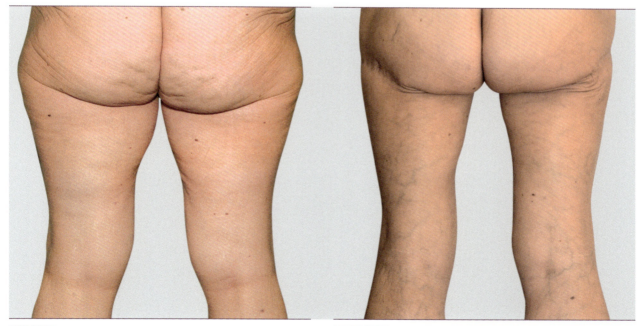

VORHER　　　　　　　　　　　　　　　　　NACHHER

Die Patientin hat 60 kg abgenommen und benötigte umfassende Straffungsoperationen. An den Oberschenkeln wurde eine Straffung mit langem Hautschnitt mit begleitender Fettabsaugung im Operationsgebiet durchgeführt. Zusätzlich wurde eine Gesäß- und Bauchdeckenstraffung durchgeführt. Die Fotos zeigen das Ergebnis 1½ Jahre nach dem Eingriff.

OBERSCHENKELSTRAFFUNG MIT KURZEM HAUTSCHNITT UND FETTABSAUGUNG

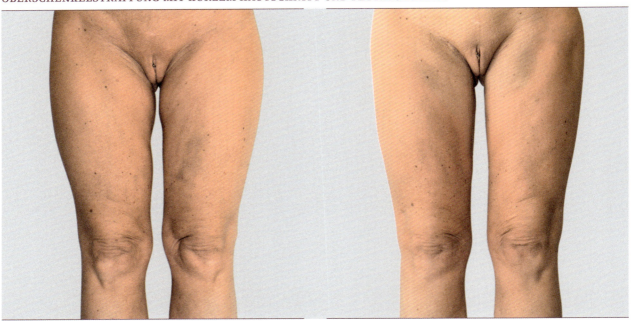

VORHER **NACHHER**

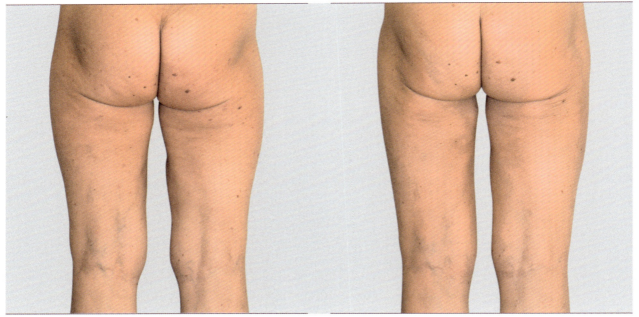

VORHER **NACHHER**

Bei dieser Patientin wurde eine Oberschenkelstraffung mit kurzem, auf die Schrittregion beschränktem Hautschnitt durchgeführt. Zusätzlich wurde begleitend Fett im Operationsgebiet und ergänzend im unteren Oberschenkelbereich, der Knie und an den Oberschenkelaußenseiten (Reiterhosen) abgesaugt. Die Fotos zeigen das Ergebnis acht Monate nach dem Eingriff.

OBERSCHENKELSTRAFFUNG MIT LANGEM HAUTSCHNITT

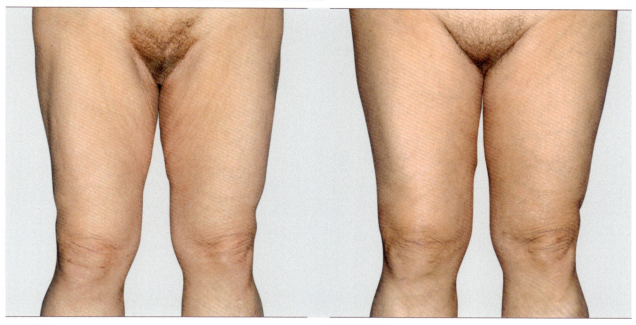

VORHER **NACHHER**

Bei dieser Patientin wurde eine Oberschenkelstraffung mit langem Hautschnitt durchgeführt. Die Patientin störte v.a. die faltige Haut an der Innenseite der Oberschenkel und weniger der Umfang, daher wurde keine begleitende Fettabsaugung geplant. Die Fotos zeigen das Ergebnis ein Jahr nach dem Eingriff.

OBERARMSTRAFFUNG MIT LANGEM HAUTSCHNITT NACH MASSIVER GEWICHTSABNAHME

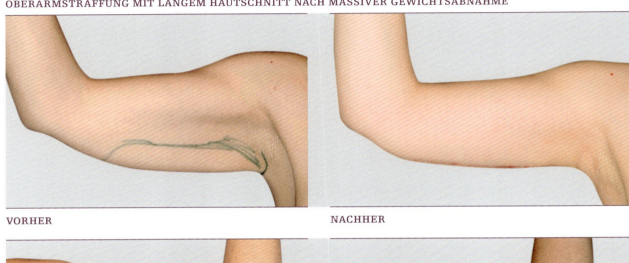

VORHER

NACHHER

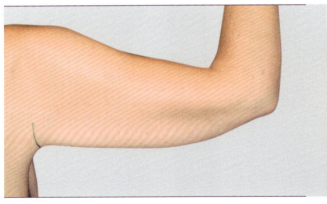 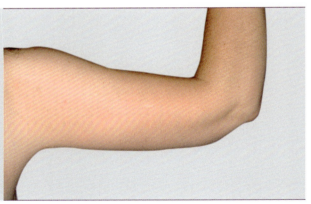

VORHER

NACHHER

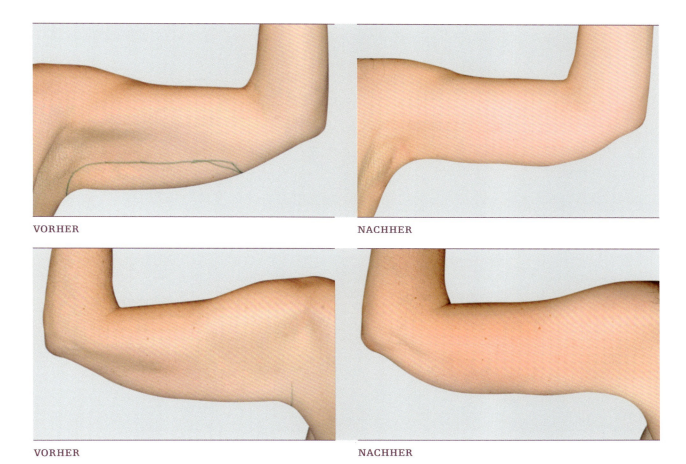

VORHER NACHHER

VORHER NACHHER

Diese Patientin hat 40 kg abgenommen und benötigte umfassende Straffungsoperationen. An den Oberarmen wurde eine Straffung mit langem Hautschnitt und Z-Plastik in der Axilla ohne begleitende Fettabsaugung durchgeführt. Die Platzierung der Narbe gelang genau am Übergang von Oberarminnenseite zu Oberarmhinterseite, sodass sie kaum zu sehen ist. Die Fotos zeigen das Ergebnis 1½ Jahre nach dem Eingriff.

KORREKTUR EINES UNBEFRIEDIGENDEN ERGEBNISSES

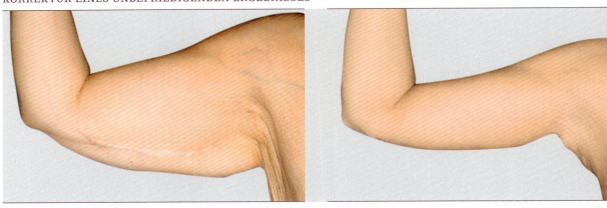

VORHER NACHHER

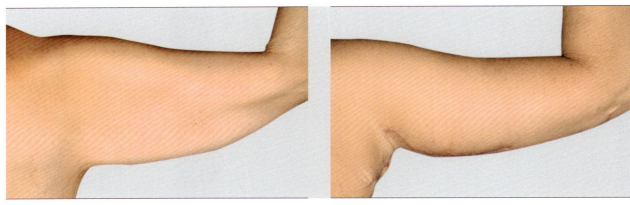

VORHER NACHHER

Diese Patientin hat 65 kg abgenommen und benötigte umfassende Straffungsoperationen. Woanders wurde eine Oberarmstraffung mit langer und unvorteilhaft platzierter Narbe durchgeführt. Darüber hinaus ließ auch der Straffungseffekt zu wünschen übrig. Durch meine Korrekturoperation konnten die Konturen des Oberarms verbessert und die Narbe in eine weniger auffällige Position verlagert werden, zusätzlich wurde die angrenzende Flankenregion gestrafft. Die Fotos zeigen das Ergebnis 1½ Jahre nach dem Eingriff.

OBERARMSTRAFFUNG MIT KURZEM HAUTSCHNITT OHNE VERANKERUNGSNÄHTE

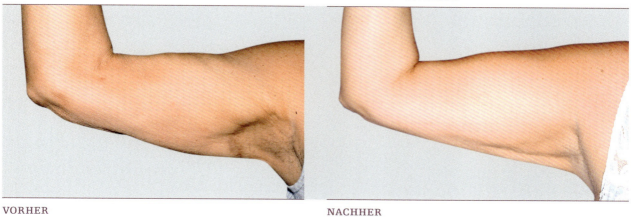

VORHER · NACHHER

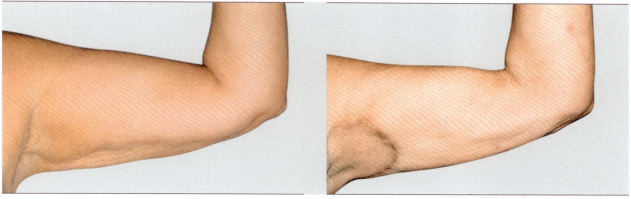

VORHER · NACHHER

Bei dieser Patientin wurde eine Oberarmstraffung mit kurzem, auf die Achselregion beschränktem Hautschnitt ohne innere Aufhängung durchgeführt. Durch die Spannung verlagerte sich die halbmondförmige Narbe einige Zentimeter in Richtung Ellbogen. Diese nicht wünschenswerte Verlagerung hätte mit einer neueren Technik vermieden werden können. Die Patientin war mit dem Ergebnis dennoch zufrieden und wollte die Narben nicht korrigiert haben. Die Fotos zeigen das Ergebnis 1½ Jahre nach dem Eingriff.

OBERARMSTRAFFUNG MIT LANGEM HAUTSCHNITT UND GLEICHZEITIGER STRAFFUNG DES OBEREN FLANKENBEREICHS

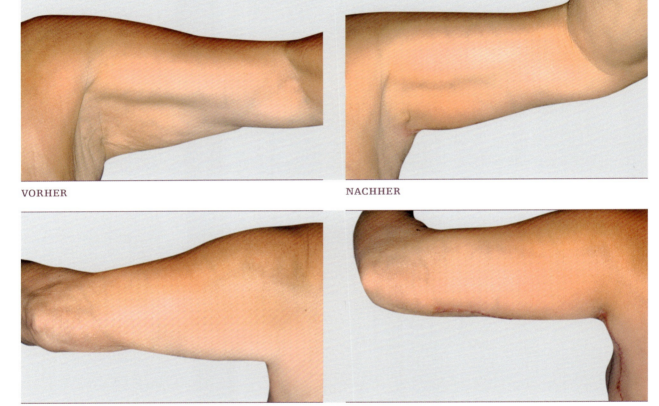

VORHER **NACHHER**

VORHER **NACHHER**

Bei dieser Patientin wurde eine Oberarmstraffung mit langem Hautschnitt durchgeführt und gleichzeitig der obere Flankenbereich gestrafft. Die Fotos zeigen das Ergebnis ein Jahr nach dem Eingriff, daher sind die Narben noch leicht gerötet.

OBERARMSTRAFFUNG MIT KURZEM HAUTSCHNITT UND VERANKERUNGSNÄHTEN

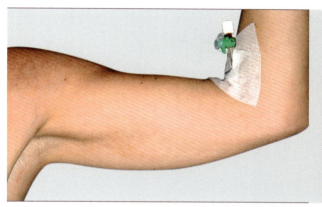

VORHER

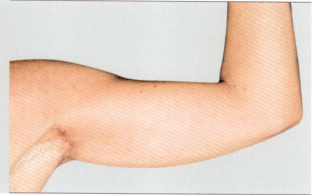

NACHHER

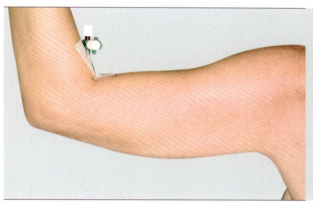

VORHER

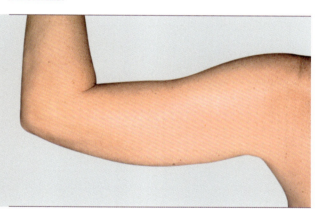

NACHHER

Bei dieser Patientin wurden eine Oberarmstraffung mit kurzem, auf die Achselregion beschränktem Hautschnitt mit inneren Verankerungsnähten und eine begleitende Fettabsaugung durchgeführt. Die Fotos zeigen das Ergebnis 1½ Jahre nach dem Eingriff. Die Nahaufnahme der Narbe (rechtes unteres Foto) erfolgte ein weiteres Jahr später und zeigt neben einer kleinen Narbendehiszenz, dass die Verankerungsnähte erfolgreich waren und es zu keiner Verlagerung der Narbe gekommen ist.

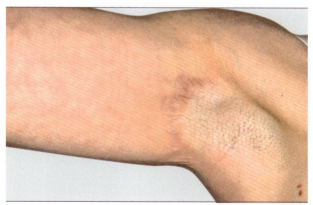

NACHHER

OBERARMSTRAFFUNG MIT LANGEM HAUTSCHNITT NACH MASSIVER GEWICHTSABNAHME

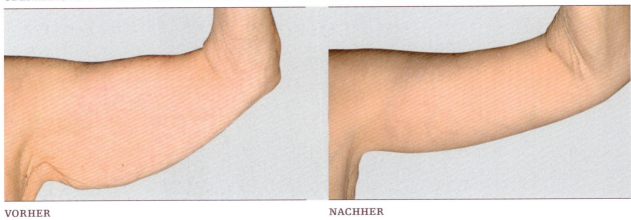

VORHER   NACHHER

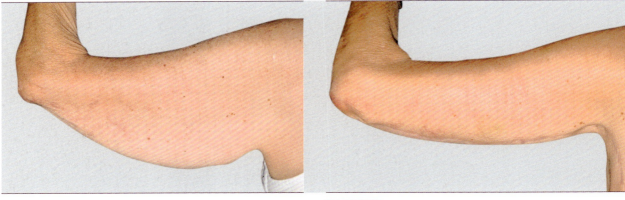

VORHER   NACHHER

Diese Patientin hat 70 kg abgenommen und benötigte umfassende Straffungsoperationen. An den Oberarmen wurde eine Straffung mit langem Hautschnitt und Z-Plastik in der Axilla ohne begleitende Fettabsaugung durchgeführt. Die Platzierung der Narbe gelang genau am Übergang von Oberarminnenseite zu Oberarmhinterseite, sodass sie kaum zu sehen ist. Die Fotos zeigen das Ergebnis zwei Jahre nach dem Eingriff.

KORREKTUR EINES UNBEFRIEDIGENDEN ERGEBNISSES

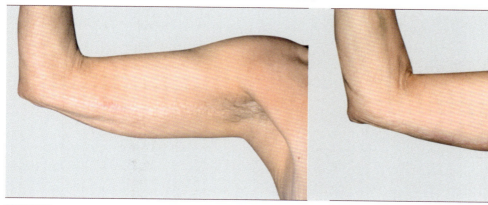

VORHER **NACHHER**

Bei dieser Patientin wurde woanders eine Oberarmstraffung mit langer und unvorteilhaft platzierter Narbe durchgeführt. Durch die Korrekturoperation konnten die Konturen des Oberarms verbessert und die Narbe in eine weniger auffällige Position verlagert werden. Die Fotos zeigen das Ergebnis ein Jahr nach dem Eingriff, daher sind die Narben noch leicht gerötet.

FETTABSAUGUNG AN DEN OBERARMEN

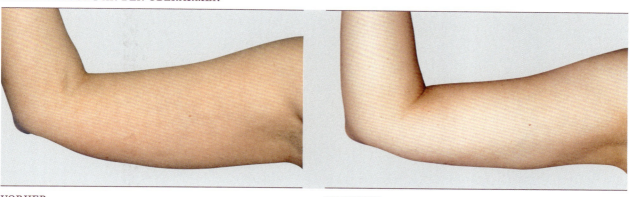

VORHER **NACHHER**

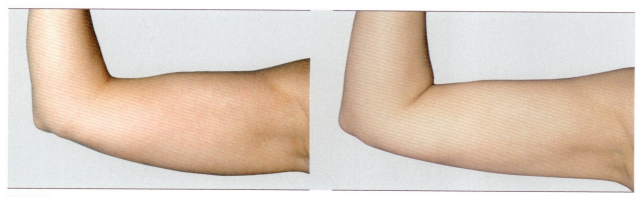

VORHER **NACHHER**

Diese Patientin störte vor allem der Umfang der Oberarme. Aufgrund des jungen Alters und der günstigen Bindegewebeeigenschaften konnte mit einer alleinigen Fettabsaugung ein befriedigendes Ergebnis erzielt werden. Die Fotos zeigen das Ergebnis 1 ½ Jahre nach dem Eingriff.

IV OPERATIONS-VORBEREI-TUNG

OP-VORBEREITUNG, OP-VERLAUF, SPITALSAUFENTHALT

IV OP-Vorbereitung, OP-Verlauf, Spitalsaufenthalt

Eine Oberarmstraffung kann je nach Umfang sowohl in örtlicher Betäubung als auch in Vollnarkose durchgeführt werden und dauert ein bis zwei Stunden. Der/die PatientIn verlässt das Spital in der Regel am Tag nach dem Eingriff.

Eine Oberschenkelstraffung findet üblicherweise in Vollnarkose statt und dauert 1½ – 3 Stunden. Der/die PatientIn verlässt das Spital in der Regel am zweiten Tag nach dem Eingriff.

Die präoperativ notwendigen Untersuchungen sind bei Oberarm- und Oberschenkelstraffungen nahezu ident. Wird eine auf die Axillaregion beschränkte Oberarmstraffung durchgeführt, kann der Eingriff in Lokalanästhesie erfolgen, und das Lungenröntgen sowie die OP-Freigabe können im Zuge der OP-Vorbereitung entfallen.

Für die Dauer von 14 Tagen vor der Operation sollten blutgerinnungshemmende Medikamente (Aspirin, Marcoumar, Vitamin E etc.) abgesetzt werden, da diese die Blutgerinnung verzögern können. Auch Alkohol und Schlafmittel sollten Sie weitestgehend vermeiden, weil sie die Gerinnungsbereitschaft des Blutes herabsetzen und damit das Risiko einer Nachblutung erhöhen. Der Zigarettenkonsum sollte möglichst eingestellt werden (Nikotin hat eine gefäßverengende Wirkung, die zu Wundheilungsstörungen führen kann).

Wird die Operation in Lokalanästhesie durchgeführt, ist aus hygienerechtlichen Gründen eine Blutuntersuchung notwendig (sog. „kleines Blutlabor", Ansteckungsgefahr des behandelnden Personals).

Findet die Operation in Allgemeinnarkose statt, benötigen Sie vor dem Eingriff folgende Untersuchungen:
- Lungenröntgen und EKG
- Komplettes Blutbild inkl. Blutgruppe, HIV-Test und Hepatitis A, B, C
- Operationsfreigabe durch den Allgemeinmediziner oder Internisten

Bitte bringen Sie das Röntgenbild und alle Befunde zum OP-Termin mit. Zur reibungslosen Abwicklung der Aufnahmeformalitäten sollten Sie sich im Krankenhaus mindestens 2½ Stunden VOR der Operation einfinden.

Je nach OP-Umfang kann der/die PatientIn das Krankenhaus in der Regel am ersten oder zweiten Tag nach der OP verlassen.

> **HINWEIS**
>
> Auf Wunsch organisieren meine MitarbeiterInnen die gesamte Abwicklung der Operationsvorbereitung. Eine meiner MitarbeiterInnen begleitet Sie auch gerne ins Spital und „verkürzt" Ihnen die Wartezeit bis zur Operation.

V
NACHSORGE

WAS IST NACH DER OPERATION ZU BEACHTEN?

V Nachsorge

1. NACHSORGE

Die nach der Operation notwendigen Maßnahmen sind bei Oberarm- und Oberschenkelstraffungen nahezu ident.

Sie verlassen das Krankenhaus mit einem elastischen Verband, der nach etwa einer Woche das erste Mal gewechselt wird.

Ich empfehle meinen PatientInnen, am fünften Tag nach der OP zu duschen und erst nach Entfernung der Nähte ab dem zehnten postoperativen Tag zu baden.

Grundsätzlich sollten die Arme/Beine nach einer Oberarmstraffung/Oberschenkelstraffung für die Dauer von zwei Wochen nicht zuviel bewegt werden, wobei alltägliche Bewegungsabläufe wie Anziehen oder Körperhygiene kein Problem darstellen. Bei einem günstigen postoperativen Verlauf kann nach vier Wochen wieder mit Sport begonnen werden.

Eine Kühlung der operierten Regionen empfehle ich nicht, weil man Eisbeutel oder Ähnliches nie durchgehend auflegen kann und nach deren Entfernung oft ein unangenehmer Rebound auftritt (die behandelte Region schwillt nach der Entfernung des Eisbeutels stärker an, als es vor dem Auflegen des Eisbeutels der Fall war). Das Operationsgebiet sollte keinesfalls gewärmt werden.

Alkoholkonsum sollte sich in der ersten postoperativen Woche in Grenzen halten. Alkohol bewirkt sowohl eine Gefäßerweiterung als auch eine milde Blutgerinnungshemmung. Daher kann hoher Alkoholkonsum nach einer Oberarm- oder Oberschenkelstraffung (mit/ohne Fettabsaugung) das Ausmaß der „blauen" Flecken erhöhen.

Die Nahtentfernung findet zumeist am zehnten postoperativen Tag statt. Verlaufskontrollen sollten nach zwei, vier und acht Wochen durchgeführt werden, danach nach sechs und zwölf Monaten. Saunabesuche sind frühestens vier Wochen nach dem Eingriff möglich. Von direkter Sonnenbestrahlung der Narben (auch Solarium) ist während der ersten sechs Monate abzuraten, weil es dadurch zu einer bräunlichen Verfärbung kommen kann.

2. LANGZEITERGEBNISSE

Sowohl die Oberarm- als auch die Oberschenkelstraffung sind besonders effektive Eingriffe, die Ergebnisse halten bei korrekter Durchführung und Beibehaltung des Operationsgewichts ein Leben lang an. Der natürliche Alterungsprozess, der einen Elastizitätsverlust der Haut und des Bindegewebes mit sich bringt, kann klarerweise durch die Operation nicht beeinflusst werden. Die PatientInnenzufriedenheit ist durch den Wegfall der stigmatisierenden Malformation von Hautüberschuss ebenfalls sehr hoch.

Gerade Oberarm- und Oberschenkelstraffung stellen für PatientInnen, die die enorme Anstrengung einer massiven Gewichtsabnahme erfolgreich gemeistert haben, genauso wie das Bodylift einen wesentlichen Bestandteil zum Abschluss des Projekts „Wiederherstellung der Körperkontur" dar.

Ich mache meine PatientInnen immer darauf aufmerksam, dass nach einem Jahr eine Narbenkorrektur notwendig sein kann. Dies stellt eine planmäßige Ergänzung des Primäreingriffs dar.

> **HINWEIS**
>
> Ich bin für meine PatientInnen nach der Operation 24 Stunden am Handy erreichbar.

VI
WAS KANN ALLES SCHIEF- GEHEN?

RISIKEN UND KOMPLIKATIONEN

VI Risiken und Komplikationen

Beide Varianten der Oberarmstraffung stellen für den/die PatientIn keine wesentliche körperliche Belastung dar. Auch beide Varianten der Oberschenkelstraffung sind für den Körper eher leicht zu tolerieren, wenngleich umfassende Oberschenkelstraffungen etwas längere Genesungszeiten benötigen. Im Vergleich zur Bauchdeckenstraffung sind beide Eingriffe deutlich weniger invasiv.

NARKOSERISIKO

Jede Operation in Allgemeinanästhesie birgt ein Restrisiko in sich. Dieses Restrisiko ist jedoch bei ästhetisch-chirurgischen Eingriffen vergleichsweise gering, weil grundsätzlich nur gesunde PatientInnen operiert werden sollten. Außerdem unterscheiden sich die modernen Narkoseformen von den früheren Techniken durch sehr kurzlebige Narkosemittel (werden vom Körper schnell abgebaut), sodass bei Sistieren der Narkosemittelzufuhr der Schlafzustand rasch beendet wird. Dadurch ist die Kontrolle der Narkosefolge durch den Anästhesisten entscheidend gesteigert worden, und die Komplikationsraten sind deutlich gesunken. Vor jeder Operation sollte der/die AnästhesistIn mit dem/der PatientIn ein ausführliches Aufklärungsgespräch führen, in dem die Narkose, ihr Verlauf und die möglichen Gefahren und Komplikationen genau erklärt werden.

NACHBLUTUNG (HÄMATOM)

Wie bei jeder anderen Operation können sowohl bei Oberarmstraffungen als auch bei Oberschenkelstraffungen Nachblutungen auftreten. Das Risiko steigt jedoch in Abhängigkeit zur Größe der Wundfläche. Bei Auftreten eines Hämatoms darf keinesfalls zugewartet werden, es muss so rasch wie möglich ausgeräumt und die Blutungsquelle gestillt werden. Ein Hämatom hat auf das ästhetische Ergebnis der Operation keinen negativen Einfluss.

INFEKTIONEN

Infektionen treten sowohl bei Oberarmstraffungen als auch bei Oberschenkelstraffungen üblicherweise selten auf und liegen immer in der Verantwortung des Operateurs. Deswegen sollten beide Eingriffe in einem sterilen, standardisierten Operationssaal durchgeführt werden. Vorbeugend werden routinemäßig Antibiotika verabreicht. Sollte es dennoch zu einer Infektion kommen, kann eine operative Drainage notwendig sein, die Abheilung erfolgt dann stark verzögert, die Narben sind oft verbreitert und nicht ebenmäßig, eine operative Korrektur von dehiszenten Narben ist fast immer möglich.

SEROME

Unter Seromen versteht man die Ansammlung von Lymphe (Lymphflüssigkeit) und Wundsekret in einem Hohlraum; sie entstehen durch Verletzung der Lymph- und Blutgefäße beim Abpräparieren der Haut. Diese Komplikation ist sowohl bei Oberarmstraffungen als auch bei Oberschenkelstraffungen sehr selten, weil bei entsprechender Kenntnis der Anatomie die Lymphgefäße fast immer geschont werden können. Tritt der Fall ein, können Serome manchmal auch wochenlang hartnäckig bestehen bleiben. Das Punktieren von Seromen schafft zumeist nur kurzfristig Abhilfe, man muss einfach abwarten, bis die verletzten Gefäße veröden.

WUNDHEILUNGSSTÖRUNGEN / HAUTNEKROSEN

Wundheilungsstörungen und / oder Hautnekrosen entstehen durch Minderdurchblutung der Haut. Dazu kommt es, wenn der Wundverschluss unter zu großer Spannung durchgeführt wurde. Eine wichtige Maßnahme zur Vermeidung dieser Komplikationen ist die Lagerung der operierten Extremitäten in angelegtem Zustand. Bei RaucherInnen und Zuckerkranken ist das Risiko einer Wundheilungsstörung und / oder Hautnekrose stark erhöht. Wundheilungsstörungen führen zu einer Verbreiterung der Narbe, heilen aber früher oder später ab. Eine Narbenkorrektur kann einige Monate später erfolgen. Hautnekrosen stellen je nach Größe eine mittlere bis schwere Komplikation dar. Fast immer fehlen jegliche Gewebereserven, die eine Deckung des nach der Entfernung der Hautnekrose entstandenen Gewebedefekts ermöglichen würden. Das „Loch" muss daher mit Spalthaut gedeckt werden, die in weiterer Folge jedoch stark schrumpft und manchmal einen verzögerten direkten Wundverschluss möglich macht. Lässt die Größe des Defekts diese Korrektur nicht zu, kann später mit dem Einbringen von Hautexpandern die Defektdeckung versucht werden. All dies unterstreicht die Notwendigkeit, bei der Entfernung des Hautüberschusses Vorsicht walten zu lassen.

AUSREISSEN VON VERANKERUNGSNÄHTEN

Sowohl bei Oberarmstraffungen als auch bei Oberschenkelstraffungen können die Verankerungsnähte ausreißen. In der Folge kann es zu Narbenverziehungen kommen, die queren Narben, die in der Achselfalte bzw. in der Schrittregion verbleiben sollten, verlagern sich weiter nach unten. Die Verankerungsnähte können jederzeit neu gesetzt werden.

DOG-EAR-BILDUNG

Bei Vorliegen von massivem Hautüberschuss an den Oberarmen / Oberschenkeln gelingt es nicht immer, den Wundverschluss ohne Bildung von kleinen Wülsten (Dog Ears, „Hundeohren") an den seitlichen Wundrändern zu verhindern. Hier empfiehlt es sich, zumindest sechs Monate verstreichen zu lassen, bevor eine Korrekturoperation in Erwägung gezogen wird, weil sich Dog Ears auch spontan zurückbilden können.

GEFÜHLLOSIGKEIT (SENSIBILITÄTSSTÖRUNGEN)

Gefühllose Hautareale sind bei beiden Eingriffen eher selten. Insbesondere bei der Oberschenkelstraffung liegen im Operationsgebiet keine Hautnerven, die nicht geschont werden könnten. Bei der Oberarmstraffung mit langem Hautschnitt ist die Wahrscheinlichkeit der Verletzung eines Hautnervs etwas größer, insbesondere wenn der Hautüberschuss sehr stark ist. Im Allgemeinen sprossen mit der Zeit aber wieder Nerven ein, und das Gefühl kehrt zurück (2–12 Monate). In seltenen Fällen kann es vorkommen, dass die Rückkehr der Sensibilität ausbleibt.

NARBEN, NARBENKELOIDE

Der Wundverschluss muss sowohl nach Oberarmstraffungen als auch nach Oberschenkelstraffungen verständlicherweise unter einer gewissen Spannung erfolgen, um das gewünschte Ziel des

Eingriffs (straffe Oberarme / straffe Oberschenkel) zu erreichen. Obwohl durch die gesetzten Verankerungsnähte der Großteil der Spannung von den queren Narben genommen wird, kann es in seltenen Fällen zu Narbenkeloiden kommen. Das gilt auch für die längsverlaufenden Narben, wenn neben der Straffung auch der Umfang der Oberarme / Oberschenkel reduziert wurde. Keloide sind wulstartige, verdickte Narben, deren Ränder die Narbengrenze überschreiten. Die Rezidivneigung von operativ entfernten Keloiden liegt jedoch bei über 50 %. Eine Therapiemöglichkeit besteht darin, innerhalb von acht Stunden nach der Narbenkorrektur das operierte Areal zu bestrahlen (Röntgenstrahlen, Iridium) und diese Behandlung für einige Tage zu wiederholen. Eine andere Möglichkeit besteht in der Applikation von Silikonpflaster; Silikon verringert nachweislich das Entstehen von Narbenkeloiden und vermag sie abzuflachen und zu verkleinern.

Abgesehen von Keloiden können Narben bei Vorliegen von schwachem Bindegewebe auch verbreitert abheilen (Narbendehiszenz). Ich informiere meine PatientInnen über die Möglichkeit, nach etwa einem Jahr eine operative Narbenkorrektur durchzuführen. Diese erfolgt in Lokalanästhesie und stellt eine planmäßige Ergänzung des Primäreingriffs dar.

SCHMERZEN

Das Auftreten von Schmerzen ist sowohl nach Oberarmstraffungen als auch nach Oberschenkelstraffungen in den ersten Tagen nach der Operation durchaus üblich, weil die gesetzten Verankerungsnähte einen Gewebezug verursachen, der schmerzhaft sein kann. Die Schmerzen sind von geringem bis mittlerem Ausmaß und klingen zumeist nach einigen Tagen ab. Neben der Einnahme von Schmerzmitteln ist lediglich etwas Geduld gefragt.

ASYMMETRIEN

Manchmal gelingt es nicht, völlig symmetrische Ergebnisse zu erzielen. Ungleiche Narben können operativ korrigiert werden. Dies erfolgt in Lokalanästhesie und stellt eine planmäßige Ergänzung des Primäreingriffs dar.

VERZIEHUNGEN DER ÄUSSEREN SCHAMLIPPEN

Wird die Oberschenkelstraffung ohne Verankerungsnähte durchgeführt bzw. kommt es zum Ausreißen dieser Nähte, kann es durch den abwärts gerichteten Zug zu einer unangenehmen Verlagerung der äußeren Schamlippen kommen. Tritt dieser Fall ein, ist eine operative Korrektur notwendig. Um diese Komplikation zu vermeiden, sind wie gesagt das Setzen von Verankerungsnähten sowie die Zurückhaltung bei der Entfernung des Hautüberschusses absolut essenziell.

ÜBERKORREKTUR

Sowohl bei Oberarmstraffungen als auch bei Oberschenkelstraffungen kann es bei mangelnder Routine zu einer Überkorrektur kommen. Dies bedeutet, dass zuviel Haut entfernt wurde und ein Wundverschluss ohne übertriebenen Zug nicht mehr möglich ist. Die Folgen können Schmerzen, Schwellungen, Gefühllosigkeit und sogar Durchblutungsstörungen sein. Im Falle einer Überkorrektur muss zunächst die Wunde geöffnet oder von Anfang an mittels Hauttransplantat spannungsfrei verschlossen werden. In weiterer Folge kann das Hauttransplantat mit einem Hautexpander korrigiert werden.

KOMPLIKATIONEN BEI BEGLEITENDER FETTABSAUGUNG

Die Komplikationen bei begleitender Fettabsaugung sind bei Eingriffen geringen Umfangs (bis 500 ml) zu vernachlässigen. Theoretisch können alle Komplikationen der Fettabsaugung auftreten. Für detaillierte Information siehe Band 1 der Enzyklopaedia Aesthetica.

VII KURZ UND BÜNDIG

ZUSAMMENFASSUNG

VII Kurz & bündig

1. ALLGEMEIN

Die häufigste Ursache für unvorteilhafte Oberarme/Oberschenkel ist der natürliche Alterungsprozess der Haut. Bei ungünstigen genetischen Voraussetzungen kann der Elastizitätsverlust bereits in relativ jungen Jahren einsetzen.

Sowohl die Oberarm- als auch die Oberschenkelstraffung sind häufig nach massiver Gewichtsabnahme notwendig und können mit anderen Straffungsoperationen (Flanken, Brust, Bauch, Gesäß) kombiniert werden.

Zur Harmonisierung des Gesamterscheinungsbildes ist die Fettabsaugung das Mittel der Wahl. Sie kann ergänzend zu einem späteren Zeitpunkt oder begleitend zur Straffungsoperation durchgeführt werden.

Die PatientInnenzufriedenheit ist durch den Wegfall der stigmatisierenden Malformation von Hautüberschuss sehr hoch.

2. OBERARMSTRAFFUNG

Die meisten Menschen stört ein subjektiv empfundener vergrößerter Umfang der Oberarme, der konstitutionell auch bei Normalgewicht vorliegen kann.

Der altersbedingte Elastizitätsverlust der Haut (Falten) und die Erschlaffung des längsverlaufenden Fasziensystems (nach unten durchhängende Haut) sind die wichtigsten Ursachen, weshalb Oberarme unvorteilhaft erscheinen.

Oberarme verändern sich besonders unvorteilhaft nach starkem Gewichtsverlust, die Haut kann sich nach dem Abnehmen den neuen Volumenverhältnissen nicht mehr anpassen, und es kann zu teilweise sehr entstellenden Hautüberschüssen kommen.

Die erste Oberarmstraffung beschränkte sich auf die Entfernung eines querliegenden Hautstückes an der Innenseite der Oberarme (kurze Schnittführung), ohne dass damit eine Umfangreduktion erzielt wurde.

Die kurze Schnittführung wurde 1953 durch die lange Schnittführung ergänzt, die auch eine Verringerung des Oberarmumfanges ermöglichte.

Ein Meilenstein in der Oberarmplastik war die Einführung der inneren Verankerung durch Ted Lockwood (1995), wodurch eine Verbreiterung der Narben verhindert und die Langzeitergebnisse verbessert werden konnten.

Bei der modernen Oberarmstraffung handelt es sich nicht – wie häufig angenommen – um das alleinige Entfernen von überschüssiger Haut.

Die Planung des Hautschnitts ist besonders wichtig, um die Narbe möglichst unauffällig zu gestalten und Lymphgefäße und Hautnerven nicht zu verletzen.

Die Entfernung von Hautüberschuss kann grundsätzlich auf zwei Arten erfolgen: Der Hautschnitt bleibt entweder auf die Achselregion beschränkt oder verläuft längs an der Oberarminnenseite zum Ellbogen.

Die Methode mit kurzem Hautschnitt kann nur bei sehr milden Fällen eingesetzt werden, zumeist ist die Methode mit langem Hautschnitt angezeigt. Oft werden beide Techniken kombiniert.

Um bei der kurzen Schnittführung einer Verlagerung der Narbe nach unten entgegenzuwirken, muss der untere Wundrand an einer stabilen Struktur verankert werden.

Besteht auch Hautüberschuss in der Flankenregion, kann die Oberarmstraffung in diese Region ausgeweitet werden.

Unschöne Heilungsverläufe stellen verbreiterte (dehiszente) und überschießende (hypertrophe) Narben dar, die jedoch nach einem Jahr in Lokalanästhesie korrigiert werden können.

Eine Oberarmstraffung kann je nach Umfang sowohl in örtlicher Betäubung als auch in Vollnarkose durchgeführt werden und dauert 1–2 Stunden. Der/die PatientIn verlässt das Spital in der Regel am Tag nach dem Eingriff.

3. OBERSCHENKELSTRAFFUNG

Die meisten Menschen stört an ihren Oberschenkeln, dass die Haut an den Oberschenkelinnenseiten aneinander reibt.

Die wichtigste Ursache für unvorteilhaft erscheinende Oberschenkel ist der altersbedingte Elastizitätsverlust der Haut, mit dem eine vermehrte Faltenbildung einhergeht, die v.a. an der Oberschenkelinnenseite sichtbar ist.

Oberschenkel verändern sich besonders unvorteilhaft nach starkem Gewichtsverlust, die Haut kann sich nach dem Abnehmen den neuen Volumenverhältnissen nicht mehr anpassen, und es kann zu teilweise sehr entstellenden Hautüberschüssen kommen.

Die unmittelbare Nähe zum Genital und die große Wundfläche machen die Oberschenkelstraffung zu einem anspruchsvollen Eingriff der Ästethisch-Plastischen Chirurgie.

Die erste Oberschenkelstraffung wurde im Vergleich zu den meisten anderen ästhetisch-chirurgischen Operationen erst relativ spät durchgeführt. 1957 erschien die erste Publikation zum Thema.

Ein Meilenstein in der Oberschenkelplastik war die Einführung der inneren Verankerung an der Colle-Faszie durch Ted Lockwood (1988), wodurch die Verbreiterung der Narben und die Verlagerung der Narben nach unten verhindert und die Langzeitergebnisse verbessert werden konnten.

Gerade bei Frauen kann eine fehlende Verankerung zu besonders störenden Verziehungen der äußeren Schamlippen führen.

Die Entfernung von Hautüberschuss kann grundsätzlich auf zwei Arten erfolgen: Der Hautschnitt bleibt entweder auf die Schrittregion beschränkt oder verläuft längs an der Oberschenkelinnenseite in Richtung Knie. Oft werden beide Techniken kombiniert.

Die Methode mit kurzem Hautschnitt ist zur Beseitigung von Falten an der Oberschenkelinnenseite in vielen Fällen ausreichend.

Die Methode mit langem Hautschnitt kommt fast immer kombiniert mit der kurzen Schnittführung zum Einsatz, allein ist sie nur in Ausnahmefällen angezeigt.

Besteht auch Hautüberschuss in der unteren Gesäßregion, kann die Oberschenkelstraffung in diese Region ausgeweitet werden.

Unschöne Heilungsverläufe stellen verbreiterte (dehiszente) und überschießende (hypertrophe) Narben dar, die jedoch nach einem Jahr in Lokalanästhesie korrigiert werden können.

Eine Oberschenkelstraffung findet üblicherweise in Vollnarkose statt und dauert 1½–3 Stunden. Der/die PatientIn verlässt das Spital in der Regel am zweiten Tag nach dem Eingriff.

VIII HISTO- RISCHER STREIFZUG

KLEINE ZEITREISE DURCH DIE ENTWICKLUNGSGESCHICHTE DER SCHÖNHEITSCHIRURGIE

KLEINE ZEITREISE DURCH DIE ENTWICKLUNGSGESCHICHTE DER SCHÖNHEITSCHIRURGIE

EINLEITUNG

Wenn von ästhetischer Chirurgie oder gemeinsprachlich von Schönheitschirurgie die Rede ist, folgen als erste Assoziationen für gewöhnlich Brustvergrößerung, Face-Lifting oder Fettabsaugung. Nicht selten erfahren Eingriffe dieser Art eine indirekte Bewertung: „Ich würde mich nie freiwillig unters Messer legen", „Man muss sich akzeptieren, wie man ist", „Ich möchte ja nicht aussehen wie Pamela Anderson" … Wenn von einer operativen Korrektur abstehender Ohren, Schlupflidern oder Fettschürzen nach Schwangerschaft oder Gewichtsabnahme gesprochen wird, ist die Reaktion schon zunehmend verständnisvoller und die gesellschaftliche Akzeptanz bedeutend größer. „Der Kleine wird wegen seiner Segelohren in der Schule schlimm gehänselt", „Die Schlupflider waren schon so stark ausgeprägt, dass er beim Autofahren Sichtprobleme hatte", „Jetzt hat die Arme endlich abgenommen, aber die Haut ist einfach schon zu stark gedehnt" …

Es erfolgt eine gesellschaftliche Unterteilung in rekonstruktive und ästhetische Eingriffe. Also in Operationen, die der „reinen Schönheit" dienen und solchen, die wiederherstellende Funktion haben. Ohrkorrekturen oder Bauchdeckenstraffungen haben gesellschaftlich „rekonstruktiven" Charakter, Lippen- oder Brustvergrößerung nach wie vor rein „ästhetischen". Medizinisch-technisch gibt es heutzutage zwar eine ganz eindeutige Einteilung, und eine Bauchdeckenstraffung ist ebenso ein ästhetischer Eingriff wie eine Brustvergrößerung, nur hat er soziokulturell eine andere Bedeutung.

Wie der nachfolgende geschichtliche Abriss verdeutlichen soll, waren die Grenzen zwischen „Wiederherstellungschirurgie" und „Schönheitschirurgie" immer schon vage und verschwommen. Was Mitte des 19. Jahrhunderts noch als „ästhetisch" gesehen wurde, war Anfang des 20. Jahrhunderts plötzlich „rekonstruktiv" oder umgekehrt. Nicht minder umstritten war der Beruf des Plastischen Chirurgen, der lange Zeit in der Medizin nicht anerkannt war.

Anders als bei einem Überblick zur Entwicklungsgeschichte der Herz-Thorax-Chirurgie ist die Vergangenheit der ästhetischen Chirurgie eng mit den jeweils geltenden gesellschaftlichen Körperidealen verbunden, die wiederum auf den jeweils herrschenden Ideologien basieren. Das Schöne war immer zugleich das Gesunde und auch das Gute, das Hässliche stand gleichzeitig anhaltend für das Kranke und das Böse.

Die Motive, den eigenen Körper operativen Korrekturen zu unterziehen, waren im Zuge der Geschichte unterschiedlich gelagert und hatten in erster Linie mit befürchteter Ausgrenzung zu tun. Krankheit in ihrer moralischen Dimension und Rassendenken stellen zwei Schwerpunkte in der Angst vor Ausgrenzung dar. Wer aufgrund seines Äußeren stigmatisiert war, hegte klarerweise den Wunsch „unsichtbar" im Sinne von „nicht länger ausgegrenzt" wahrgenommen zu werden. Man wollte „sichtbar" im Sinne von „dazugehörig" sein. Es ging also weniger darum „schön" zu sein. Keine „jüdische" oder „irische" Nase mehr zu haben bedeutete für viele Betroffenen nicht nur nicht länger marginalisiert zu sein, sondern sehr oft eine Chance auf bessere Arbeit zu haben.

Generell spielt die Nase in der Geschichte der ästhetischen Chirurgie eine wichtige Rolle, weshalb sich auch ein geschichtlicher Streifzug am Beispiel der Nase sehr gut dazu eignet, die diversen historischen „Großkapitel" zu umreißen. In der westlichen Welt ist das Gesicht neben den Händen das einzige „unbekleidete" Körperteil, und die Nase bildet quasi das Zentrum des Gesichts. Verständlich, dass gerade dieses Körperteil stark ideologisch besetzt war.

In der Auseinandersetzung mit der Thematik trifft man insbesondere auf Sander L. Gilman, „Distinguished Professor" für Geisteswissenschaften an der Emory University in Atlanta, der mit „Making the Body Beautiful" (1999, Princeton University Press) und „Creating Beauty to Cure the Soul" (1998, Duke University Press) zwei wunderbare Bücher geschrieben hat, aus denen ich mein Wissen beziehe.

Das Ziel des nachfolgenden geschichtlichen Bogens ist es, einen ersten Eindruck über die Komplexität des Themas zu vermitteln sowie einen Basisüberblick zu gewährleisten. Einem Anspruch auf Vollständigkeit kann bei dieser Textlänge verständlicherweise nicht Rechnung getragen werden.

LANDMARKS

- **1597**: erste nachgewiesene & illustrierte Nasenkorrektur
- **1846**: Einführung der Anästhesie (Schmerzfreiheit)
- **1867**: Einführung der Antisepsis (Keimfreiheit bei der Operation)
- **1887**: erste Nasenkorrektur ohne äußere Narben
- **1897**: erste Brustverkleinerung
- **1899**: erste Bauchdeckenstraffung
- **1901**: erste Gesichtsstraffung (Face-Lift)
- **1906**: erste Augenlidstraffung
- **1920**: erste Fettunterspritzungen
- **1920**: erste operative Geschlechtsumwandlung
- **1929**: erste dokumentierte Fettabsaugung
- **1962**: erste Brustvergrößerung mit Silikonkissen, die mit Kochsalzlösung gefüllt waren
- **1973**: erstes modernes Face-Lift (SMAS-Lift)
- **1982**: erste moderne Fettabsaugung mit stumpfen Kanülen

KLEINE ZEITREISE DURCH DIE ENTWICKLUNGSGESCHICHTE DER SCHÖNHEITSCHIRURGIE

Historisch gesehen gab und gibt es keine Gesellschaft, die nicht auf irgendeine Art und Weise versuchte, das Erscheinungsbild des Körpers zu verbessern. Bis in die frühe Neuzeit waren Eingriffe fast immer religiös motiviert (z.B. Praktiken der Tätowierung oder der Beschneidung) – auch die Medizin folgte vor allem rituellen Regeln.

Im Wesentlichen lässt sich die Geschichte der ästhetischen Chirurgie in die Zeit vor und nach der Entdeckung von Schmerzbetäubung (Anästhesie) im Jahre 1846 und Keimfreiheit (Antisepsis) im Jahre 1867 unterteilen. Unterzog man sich vor Mitte des 19. Jahrhunderts einem chirurgischen Eingriff, waren die damit verbundenen Risiken und auch das Schmerzausmaß schier unvorstellbar. Verständlich, dass man nur in zwingend notwendigen Fällen eine Operation in Betracht zog.

Anfänge in Indien

Ihren Anfang findet die Plastische Chirurgie in Indien. Aber auch China, Ägypten und dessen Erben Byzanz, Griechenland und auch das Römische Kaiserreich bedienten sich lange vor der Renaissance therapeutischer Methoden zur Rekonstruktion verletzter Körperteile. Vor allem aber der Nase galt seit jeher ein besonderes Interesse, und so nimmt die Nasenkorrektur (Rhinoplastik) einen zentralen Bereich im historischen Abriss der plastischen Chirurgie bis weit in die Moderne ein.

Der Inder Sushruta [4.–5. Jh. v. Chr.] gilt als Vater der plastischen Chirurgie. Er führte eine ganze Reihe unterschiedlicher Operationen durch, so z.B. Nasenkorrekturen, Blasensteinentfernungen, Augenoperationen, Kaiserschnitte, Knochenverpflanzungen u.v.m.

Sushutra dokumentierte die gesamte damalige Chirurgie, die bis zu diesem Zeitpunkt lediglich mündlich überliefert wurde (Sushutra Samihita). Er beschrieb die Nasenrekonstruktion mit einem Wangenlappen, eine Methode, die nach Sushruta mit dem Stirnlappen verbessert wurde. Noch heute versteht man darunter die indische Nasenrekonstruktionstechnik.

Die Notwendigkeit für derartige Eingriffe begründete sich entweder in Krankheit (Skorfula, Frambösie, Syphilis), angeborenen Missbildungen oder Kriegsverletzungen. Es war zudem üblich Kriegsgefangene, Diebe oder Verbrecher nicht zu töten, sondern ihnen Nasen, Ohren oder Arme abzuhacken. Wer nicht stigmatisiert sein wollte, brauchte eine neue Nase.

Von den Pharaonen bis zur Renaissance

Auch der römische Enzyklopädist Aulus Cornelius Celsus [1. Jh. n. Chr.] beschrieb in seinen Aufzeichnungen erstaunliche Einzelheiten über Operationen an Nasen, Lippen und Augenlidern.

Spätestens in der Renaissance [1400–1600] hatte sich die Medizin von der Religion und ihrem rituellen Charakter abgekoppelt und ist Technik geworden. Medizinisch-technisch wäre vieles schon machbar gewesen, die Kirche war allerdings dagegen, denn Eitelkeit galt in der christlichen, besonders in der katholischen Theologie als „Hauptsünde". Die Sorge um die eigene Attraktivität lenke den Menschen vom Denken an Gott ab. Die sieben Todsünden betreffend fällt Eitelkeit unter die Todsünde „Hochmut".

Das Gift auf Amors Pfeil – die Syphilis
Mit Ende des 15. Jh./Anfang 16. Jh. wurde Europa von einer Syphilisepidemie heimgesucht. Eine der Folgen von Syphilis als sexuell übertragbarer Krankheit war das Zersetzen der Nasenscheidewand (eingefallene Nase), den Betroffenen stand ergo die Sünde mitten ins Gesicht geschrieben. Diesen Makel wollte man klarerweise loswerden.

Krankheit und Gesundheit waren zur damaligen Zeit moralische Kategorien. Krankheit galt nicht nur als unschön, sondern auch als unmoralisch und umgekehrt war das Schöne auch immer das Gesunde und das Moralische. Die katholische Kirche konnte zur damaligen Zeit nicht erlauben, dass Syphilisnasen operiert wurden, denn eine Erlaubnis hätte die moralischen Kategorien durcheinandergebracht. Das Stigma (im Falle der Syphilisepidemie hauptsächlich die Nase) wurde als gerechte Strafe Gottes ausgelegt, die man nicht „maskieren" durfte.

Das Moment der Sichtbarkeit war entscheidend. Sobald man die Möglichkeit hatte, die Nase zu operieren, tat man es. Die Ergebnisse sind aus heutiger Sicht zweifellos nicht sehr überzeugend, sie sahen nicht wie Nasen aus. Trotzdem aber besser als keine Nase zu haben.

Das Beispiel der Syphilisepidemie zeigt, dass die Grenze zwischen notwendig und unnötig, zwischen erlaubt und nicht erlaubt immer ideologisch begründet ist.

Seither wurde eine Unterscheidung zwischen chirurgisch notwendigen Eingriffen, weil sie sich auf die Funktion des Körpers beziehen und chirurgisch unnötigen Eingriffen, weil sie „nur" den Körper verschönern, getroffen.

Das Mittelalter
Gaspare Tagliacozzi [1554–1590], Chirurgieprofessor an der Universität von Bologna, übernahm die Methode von Antonio Branca, der erstmals neben der indischen Methode zur Nasenrekonstruktion (Stirnlappen), den Oberarm zur Bildung einer Nase heranzog [um 1450]. Der Hautlappen vom Oberarm, der die spätere Nase bilden sollte, wurde solange an der Entnahmestelle (und damit durchblutet) gelassen, bis er an der neuen Stelle im Gesicht eingeheilt war. Notwendig dazu war eine komplizierte und für den Patienten unbequeme Konstruktion aus Schienen und Verbänden. Nach etwa sechs Eingriffen verfügte der Patient wieder über eine rudimentäre Nase.

Tagliacozzis Leistung bestand nicht nur darin, die Methode des gestielten Armlappens (Distanzlappen) zur Nasenrekonstruktion zu veröffentlichen, sondern auch darin, den Begriff der Gesundheit auf die menschliche Psyche zu erweitern. Eine Rekonstruktion der Nase mache den Betroffenen glücklich und somit gesünder. Die Aufgabe und Tätigkeit eines Chirurgen beschrieb er wie folgt: „Wir bauen auf und stellen wieder her und machen ganze Teile des Gesichts, die die Natur gegeben und das Schicksal fortgenommen hat, nicht nur zur Freude des Auges, sondern um den Geist aufzurichten und der Seele des Betroffenen zu helfen."

Gaspare Tagliacozzi traf ferner eine Unterteilung in „chirurgia curatorum per inistionem" (heilende Chirurgie durch Verpflanzung) und „chirurgia decoratoria" (verschönernde Chirurgie). Damit waren recht früh die beiden Kategorien „Wiederherstellungschirurgie" und „Schönheitschirurgie" geschaffen, deren Trennung bis heute problematisch geblieben ist.

Mit seinen Schriften legte er den Grundstein der plastischen Chirurgie in Europa. Er selbst allerdings stand in ständigem Kampf mit der katholischen Kirche, deren Standpunkt es war, dass Verstümmelungen gottgewollt seien. Tagliacozzis Technik geriet mit seinem Tod 1599 für knapp 200 Jahre in Vergessenheit.

Auf dem Weg zur „Rhinoplastik"
1815 führte Joseph Constantine Carpue [1764–1846] die indische Methode zur Nasenrekonstruktion in die englische medizinische Praxis ein. Carpue präsentierte seine Methode als medizinisch seriös und geeignet für moralisch wertvolle Individuen, wie beispielsweise die Helden der napoleonischen Kriege. Mit der Maskierung der Konsequenzen unmoralischen Handelns wollte er nichts zu tun haben (damit spielte er ganz klar auf die an Syphilis erkrankten bzw. an angeborener Syphilis leidenden Menschen an). Autoren dieser Zeit, zumeist selbst Chirurgen, wehrten sich gegen den Vorwurf unmoralischen Handelns dahin gehend, dass sie die von ihnen durchgeführten Operationen als rekonstruktive und nicht als ästhetische Eingriffe definierten. Die Rekonstruktion von Kriegsverletzungen wurde

seitens der damaligen Gesellschaft und ihrer moralischen Werte nicht verurteilt.

In Deutschland beschäftigte sich der Chirurg Carl Ferdinand von Graefe [1787–1840] mit dem Thema Nasenrekonstruktion. 1818 veröffentlichte er nach mehr als 220 Jahren das erste Lehrbuch der plastischen Chirurgie. Der vollständige Titel seiner Monografie lautet: „Rhinoplastik; oder, Die Kunst den Verlust der Nase organisch zu ersetzen, in ihren früheren Verhältnissen erforscht und durch neue Verfahrungsweisen zur höheren Vollkommenheit gefördert". Daraufhin etablierte sich auch die Bezeichnung Rhinoplastik für rekonstruktive Nasenoperationen. In seinem Buch beschreibt er die indische und die italienische sowie eigene Abänderungen der Nasenrekonstruktion. Er gründete eine eigene „Schule" an der Berliner Charité.

Graefe war der Meinung, dass die moderne Gesellschaft das Leid, das Patienten ohne Nase gezwungen waren zu ertragen, verstand. Nach mehreren Jahrhunderten brachte die Gesellschaft das erste Mal ehrlich gemeintes Verständnis für den individuellen Patienten und sein Dilemma auf.

Durch die klassische Namensgebung etablierte Graefe die Rhinoplastik als einen ernst zu nehmenden Bereich der modernen Chirurgie. Die neue Namensgebung schlug darüber hinaus das Bilden einer neuen Nase als medizinisches und nicht als moralisches Problem vor.

Kurz nach Graefe wurden Nasenrekonstruktionen in Frankreich (Duypuytren, Delpech, Liisranc, Labat, Serre), Italien (Signorini, Baroni, Riberi), England (Hutchinson, Syme), Russland (Höfft und Dybeck), Amerika (Warren) und in Deutschland (Beck, Bürger, Heidenreich und Zeiss) nachgeahmt.

Julius von Szymanowski [1829–1868], ebenso ein plastischer Chirurg, erhob die Statistik, dass von insgesamt 243 dokumentierten Nasenrekonstruktionen im Jahre 1857, 125 in Deutschland, 39 in Russland, 34 in Frankreich, 21 in Großbritannien, 12 in Italien, drei in der Schweiz, zwei in Belgien, vier in Amerika und drei in Asien durchgeführt wurden.

Der Berliner Arzt Johann Friedrich Dieffenbach [1792–1847] war Schüler von Graefe und beherrschte die italienische wie auch die indische Methode der Nasenrekonstruktion und führte eine große Anzahl von Operationen erfolgreich durch. Aufgrund der ausgedehnten äußeren Hautschnitte verblieben jedoch sichtbare Narben.

Dieffenbach schreibt 1890 in seinem Werk „Chirurgische Erfahrungen besonders über die Wiederherstellung zerstörter Teile des menschlichen Körpers nach neuen Methoden": „Ein Blinder erregt Mitleid, aber ein Mensch ohne Nase Abscheu und Entsetzen. Und dazu ist die Welt noch gewohnt, diese unglückliche Entstellung als eine gerechte Strafe zu betrachten. Es ist überhaupt die Einteilung der Krankheiten oder vielmehr ihrer Folgezustände, in Verschuldete oder Unverschuldete höchst sonderbar. Der Unglückliche, welcher die Nase verloren hat, findet kein Mitleid, am wenigsten bei Frömmlern, Homöopathen und Heuchlern. Es wird von der Welt nicht weiter untersucht, ob die Nase verloren ging, weil ein Balken darauf fiel, oder ein Skrofeln oder die Syphilis sie zerstörte."

Die syphilitische Nase nimmt einen bedeutenden Platz in der europäischen Kulturgeschichte ein und kann als das herausragende Symbol für das Unreine, das Minderwertige und das Nichterwünschte angeführt werden. Das Entstehen eines neuen Stigmas, nämlich dem der Rasse, löste gegen Mitte/Ende 18. Jh./Anfang 19. Jh. das Stigma der Krankheit (v. a. der Syphilis) ab. Der symbolische Lokus einer zu kleinen Nase wurde infolge untrennbar mit Rasse verbunden.

Das Stigma der Rasse
Der „Durchbruch" der ästhetischen Chirurgie, bzw. die moderne Epoche der ästhetischen Chirurgie kann mit dem 19. Jahrhundert datiert werden. Das Bewusstsein, dass man nicht von Gott, der Kirche oder einer Nation bestimmt oder definiert ist, kommt zunächst in der Renaissance auf, in der Aufklärung setzte sich dieses Bewusstsein dann durch.

Die Aufklärung hatte das Verhältnis des Menschen zum Körper neu bestimmt. Der Mensch nahm sich nicht mehr als alleinig zum Kollektiv gehörend wahr, sondern als Individuum, dessen Leben nicht von vornherein für immer und ewig bestimmt war. Die Idee, dass man über sich selbst bestimmen kann, also autonom ist, setzte sich durch. „Ich muss nicht mehr leiden, nur weil mich Gott so geschaffen hat", wurde im Zusammenhang mit der ästhetischen Chirurgie der springende Gedanke. Das Bewusstsein der Autonomie ist die Voraussetzung zur Etablierung der ästhetischen Chirurgie. Zudem verringerte die Erfindung der modernen Anästhesie (Schmerzbetäubung) 1846 und Antisepsis (Keimfreiheit bei der Operation) 1867 Schmerzen und Infektionsgefahr in wesentlichem Ausmaß.

Hinzu kommt, dass infolge des Kolonialismus ein neues Stigma in der Gesellschaft entstanden war – das Stigma der Rasse. Auch die Vorstufen der ästhetischen Chirurgie wurden zum Zwecke herrschender politischer Ideologien instrumentalisiert:

Im 18. und 19. Jahrhundert existierte die Vorstellung, dass die Rasse am Körper ablesbar ist. Rassenideologisch kann gesagt werden, dass die äußeren Merkmale die Seele widerspiegeln. D.h., der Rassismus nutzte die kleinen Unterschiede der Physiognomie als „Beweise" für eine bestimmte „Rassenzugehörigkeit" und behauptete zudem, dass eine pathologische „Rassen-Seele" am Körper ablesbar sei.

Bereits im 18. Jahrhundert wurde begonnen, Unterschiede zwischen den Rassen zu definieren. Zwischen Schwarzen und Weißen, Juden und Nicht-Juden. Zu Objekten der rassischen Physiognomie wurden nicht nur Schwarze oder Juden, sondern auch die sog. „Hottentotten". In Amerika wurden so die Neueinwanderer aus Irland bezeichnet, deren „zu kleine, flache, kurze" Nasen als Zeichen ihrer Minderwertigkeit galten, weil damit die Nase angeborener Syphilis assoziiert wurde.

Gerade weil durch die Aufklärung die Gesellschaft durchlässiger geworden war, brauchte man jetzt Begründungen dafür, weshalb einer Sklave oder Herr war, wer dazugehörte und wer nicht. Diese Begründung wurde im Visuellen gesucht. Die Schwarzen wurden als die Sklaven gesehen, die Weißen als die Herren – das war noch einfach, vor allem weil man davon ausging, dass niemand zwischen den Rassen stehen konnte. Die Juden waren nicht so leicht zu erkennen. Sie hatten sich assimiliert und arbeiteten in bürgerlichen Berufen (spezifische Kleidung und Schläfenlocken waren selten geworden). Und so haben Anthropologen Anfang des 19. Jahrhunderts plötzlich von der jüdischen Nase als Rassenmerkmal gesprochen. Vermutlich in Anlehnung an die syphilitischen Nasen, die das Erkennungsmerkmal Nase von Außenseitern in den Bildschatz vorgeschlagen hatten. Das Stigma war also wieder die Nase, thronend in der Mitte des Gesichts sichtbar. Dass derartige Rassenmodelle nicht funktionierten, ist in Wirklichkeit klar, denn würden Juden tatsächlich anders aussehen als Nicht-Juden, hätten z.B. die Nationalsozialisten keinen gelben Stern als Erkennungsmerkmal gebraucht; dasselbe gilt für Schwarz und Weiß mit all den unzähligen Abstufungen dazwischen. Dennoch haben nach dem Bürgerkrieg in den Vereinigten Staaten, also nach 1865, hellhäutige Schwarze angefangen, ihre „zu platten" Nasen operieren zu lassen, um als Weiße durchzugehen – ähnlich wie später nach der Einführung der Apartheid in Südafrika. Analog dazu haben Juden in Deutschland Ende des 19. Jahrhunderts ihre Nasen verkleinern lassen, um als Nichtjuden zu erscheinen und so ihren sozialen Status zu verbessern.

Es ging nicht darum, schön zu sein, sondern darum, eine bessere Arbeit zu bekommen. Die ästhetische Chirurgie bot den Opfern des Rassismus die Möglichkeit, ihre signifikanten Körperteile wie Nasen oder Ohren zu ändern und „unsichtbar" zu werden.

Physiognomische Irrungen
Der holländische Anatom Petrus Camper [1722–1789], Anatomielehrer an der Amsterdamer Zeichenakademie, „erfand" den sog. Nasenindex und den Gesichtswinkel. Sein Werk „Über den natürlichen Unterschied der Gesichtszüge" wurde von seinem Sohn Adrien posthum 1792 herausgegeben.

Camper demonstrierte an Lebewesen unterschiedlichen Alters und unterschiedlicher Rassen, wie verschieden dieser Winkel ausfällt. Beim Affen ist er besonders spitz, bei Afrikanern weniger, bei Europäern bildet er eine senkrechte Linie, beim Apoll vom Belvedere einen stumpfen Winkel.

Camper stellte mit seiner Arbeit – letztlich von ihm unbeabsichtigt – ein rassentheoretisches Modell bereit, das im weiteren Verlauf des 19. Jahrhunderts zur Diffamierung vor allem der Afrikaner als affenähnlich zunehmend missbraucht wurde, weil es problemlos in ein eurozentristisches Menschenbild passte, z.B. als Kampfinstrument gegen die Sklavenbefreiung.

Campers Gesichtswinkel wurde von vielen seiner Zeitgenossen und Nachfolger herangezogen. Auch heute noch wird der Gesichts- und Schädelvermessung in einem ästhetisch-symmetrischen Sinne nach wie vor Bedeutung beigemessen.

Neben Camper ist vor allem der Schweizer Johann Caspar Lavater [1741–1801] zu erwähnen, der die Physiognomik um eine Charakterlehre erweiterte. Die Physiognomik bildete demnach den einzigen Zugang zur Beurteilung des Wesens jedes Menschen. Dem Zeitgeist entsprechend fanden seine Physiognomischen Fragmente u.a. Anklang bei Goethe und Herder.

Schwarze, jüdische und irische Nasen

Die Bedeutung der schwarzen Nase galt auch bald für die jüdische Nase, beide wurden als hässlich kategorisiert. Die Physiognomik der Juden wurde als näher zur afrikanischen als zur europäischen Physiognomik verstanden, die Juden galten als die schwarzen „Orientalen". Die Nase wurde zum abstrakten Rassenzeichen des Charakters und des Temperaments, die dem Juden und dem Afrikaner zugeschrieben wurden. In der Ethnologie des 19. Jahrhunderts wird die Annahme der engen rassischen Beziehung zwischen Juden und Afrikanern zum Klischee. Jüdische wie auch nicht-jüdische Anthropologen des Fin de Siècle schreiben über diese „Verbindungen" zwischen Juden und Schwarzen. Der Jude wird nicht nur infolge seiner Hautfarbe als „schwarz" eingestuft, sondern auch infolge physiognomischer Merkmale, wie eben die Form der Nase. Juden wurden im wahrsten Sinne des Wortes als „schwarz" angesehen.

Auch die irischen Einwanderer in Amerika wurden aufgrund ihrer Stupsnasen ausgegrenzt. Die Iren galten als dumm, ihr Charakter als schlecht, ihre Physiognomie als unterwürfig, außerdem sahen sie hundeähnlich aus, weshalb ihre Nase auch den Namen Boxernase („pug nose") bekam. Rassenanthropologen der 1880er kamen zu dem Schluss, dass Irland unmöglich ihr ursprüngliches Herkunftsland sein könne. Als schön galt in England die englische Nase und in den Vereinigten Staaten die deutsche Nase. Derartige physiognomische Klassifizierungen führten unter den Iren zu dem stark ausgeprägten Wunsch nicht irisch, sondern englisch oder deutsch auszusehen.

Nasenkorrekturen ohne äußere Narben

1897 entwickelte der New Yorker Arzt John Orlando Roe [1849–1915] die Verkleinerung der Nase durch innere Schnitte. Dies war ein bedeutendes Novum in der ästhetischen Chirurgie. Er wählte als Zugang für die Nasenkorrektur die Nasenlöcher, wodurch keine sichtbaren Narben mehr entstanden. Keine sichtbaren Narben bedeutete, dass eine vorgenommene Operation gleichermaßen ungesehen blieb.

Roe unterteilte ferner die Nase in fünf Kategorien: die römische Nase, die griechische, die jüdische, die Stups- oder Boxernase sowie die Himmelfahrtsnase. Er selbst sah sich nicht nur als Arzt, sondern auch als Künstler, für ihn ging es nicht nur darum eine neue Nase zu formen, sondern auch die Psyche der Betroffenen zu heilen.

Roe führte eine große Anzahl von Nasenkorrekturen bei irischen Einwanderern durch und verhalf ihnen zu „amerikanischem" Aussehen. Durch die subkutane Operationsmethode fielen Narben weg, und seine neuen Amerikaner wurden un/sichtbar. Unsichtbar im Sinne von nicht länger ausgegrenzt und kategorisiert, sichtbar im Sinne von als „dazugehörig" wahrgenommen. Durch diese „Verwandlung" wurde das persönliche, seelische Glück der Betroffenen rehabilitiert.

In Berlin praktizierte in den 1890er Jahren Jacques Joseph [1865–1934], ein jüdischer Chirurg deutscher Abstammung. Selbst marginalisiert als Jude in einer in Deutschland zunehmend antisemitischen Zeit entwickelte er ein Verfahren, mit dem die Größe der „jüdischen" Nase reduziert und ihre charakteristische Form verändert werden konnte. Auch große Ohren mit fleischigen Ohrläppchen, die als „jüdische Ohren" bezeichnet wurden, wurden von Joseph korrigiert. Seinen jüdischen Landsleuten wurde so ermöglicht, in der Gesellschaft, in der sie lebten, unkenntlich zu werden.

Joseph führte in Berlin unabhängig von Roe in New York wenig später die genau gleiche Operation durch. 1904 entfernte er einen Nasenhöcker von innen, um äußere Vernarbungen zu vermeiden. In einem Abriss zur Nasenverkleinerung führte Joseph zum Seelenleben seiner Patienten aus: „Sie waren verlegen und gehemmt im Umgang mit ihren Mitmenschen (...) und hatten den dringenden Wunsch, in ihrem Verhalten froh und ungezwungen zu werden (...) Die operative Nasenverkleinerung (das ist meine feste Überzeugung) wird auch in Zukunft vielen Unglücklichen die Freude am Leben zurückgeben und, wenn diese Verunstaltung sie bisher an einer Karriere gehindert hat, ihnen die volle Ausnutzung ihrer Begabungen erst erlauben."

Die meisten Schönheitschirurgen der ersten Generation in Europa und Amerika waren selbst Marginalisierte: Juden, Frauen, Schwarze, Einwanderer. Diese Arbeit im Grenzgebiet der Medizin, in der Grauzone der sozialen Definition des Arztes, konnte sich nur leisten, wer ohnehin schon ausgegrenzt war. Denn diese Ärzte haben sich in einem heiklen Feld bewegt: Sie galten als diejenigen, die ohne medizinische Notwendigkeit und somit fast schon gegen den Hippokratischen Eid gearbeitet haben. Sie standen im Verdacht, nur ihre eigene Geldgier und die Eitelkeit ihrer Klientel befriedigen zu wollen.

Körper, Seele und Ideologie
Interessant ist ferner die Tatsache, dass ästhetische Chirurgie und Psychoanalyse im gleichen Zeitraum das Feld der Medizin betreten haben. Beide wurden von der etablierten Medizin geächtet. Der ästhetische Chirurg ist der Gegenentwurf zum Psychoanalytiker. Im späten 19. Jahrhundert begannen Wissenschafter, das Verhältnis zwischen Körper und Seele neu zu definieren. Sigmund Freud [1866–1939] vertrat die Auffassung, dass die Seele vollständig über den Körper herrsche und alle Krankheiten deshalb seelisch-geistigen Ursprungs seien. Während die Psychoanalyse also sagt, dass das Innere das Äußere bestimmt, argumentiert der ästhetische Chirurg genau umgekehrt, indem er behauptet, dass das Äußere, z.B. die Form der Nase, die Ursache der Unglücklichkeit des jeweiligen Menschen sei. Gilt also der Körper als krank und unschön, wird auch der Geist krank. Verbessert man den Körper, verbessert man auch den Geist.

Gemeinsames Ziel der Psychoanalyse sowie der ästhetischen Chirurgie war die Wiederherstellung bzw. die erstmalige Herstellung des individuellen Glücks. Dieses Ziel erinnert an die Aufklärung im 18. Jahrhundert, an die postulierte Wandelbarkeit der eigenen Identität. In beiden Fällen war allerdings die Hilfe eines Arztes erforderlich, und das widersprach dem anderen aufklärerischen Ideal, dem der Autonomie des Subjekts und dessen Pflicht zur Selbstverantwortlichkeit.

Es kommt also nicht von ungefähr, dass die Olympischen Spiele 1896 wiederbelebt wurden. Es entstand damit die weltweite Kultur des Körpers. Verantwortung gegenüber dem eigenen Körper, ihn zu trainieren, ihn gesund zu ernähren, Herr über den eigenen Körper zu werden. Das waren die Anfänge der modernen Bodybuilding-Bewegung, die den antiken, muskulösen und ästhetischen Körper wiederentdeckten.

Neben der Vorstellung, dass der Einzelne seinen Körper und damit auch seinen Geist verbessern kann, entstand auch die Idee, die Rasse oder das Volk zu optimieren, damit ein „gesundes" Gemeinwesen entstand. Viele der frühen kosmetischen Chirurgen sind auch Eugeniker gewesen. Die Rechnung war wie folgt: Eine Schönheitsoperation ermöglicht es auch ursprünglich hässlichen Menschen, schönere Ehepartner zu finden und mit ihnen schönere Kinder zu zeugen, sodass die Hässlichkeit langfristig ausstirbt und damit auch die Gesellschaft verbessert wird. Das ist freilich pure Ideologie – Ideologie mit erheblichen politischen Folgen: Alle großen politischen Bewegungen des späten 19. und frühen 20. Jahrhunderts (Faschismus, Kommunismus, Zionismus und auch der Kapitalismus) wollten neue, bessere, stärkere, schönere Körper schaffen. Die Vorstellung von Veränderbarkeit und Entwicklungsfähigkeit des Körpers und der Gesellschaft als Folge der Aufklärung gehörten zur Vorstellungswelt des Modernen, und diese politischen Bewegungen waren „modern". Gleichzeitig sollten diese „neuen" Körper auch die Kraft des „neuen" Systems ausdrücken. Es ging dabei vor allem um den gesunden Körper – wobei das Schöne, das Gesunde und das Gute gleichgesetzt wurden.

Auch jenseits dieser Ideologien hat sich bis heute die Vorstellung gehalten, dass wir, indem wir unseren Körper ändern, gleichzeitig alles verbessern können. Die Vorstellung, sich verbessern zu können, ist Teil unserer Definition des Modernen.

Die Körperideale um die Jahrhundertwende 19./20. Jh. waren inspiriert von Renaissance-Künstlern wie Leonardo Vinci [1452–1519], Michelangelo [1475–1564] oder Albrecht Dürer [1471–1528], die ihre Ideale der klassisch-griechischen Ästhetik entlehnten. Das

Schöne war das Symmetrische und das Proportionierte. Das Abbild eines perfekten Körpers repräsentierte auch das Gesunde und das Gute.

Auch der ästhetische Chirurg dieser Zeit verstand sich als „Künstler & Skulptor". Ohne etwas von einem Künstler zu haben, sei dieser Beruf nicht ausübbar, war auch die feste Überzeugung von Jacques Joseph.

Der Erste Weltkrieg
Zu Beginn des 20. Jahrhunderts war der Status der ästhetischer Chirurgie eher fragil. Es bestand nach wie vor das alte Spannungsfeld zwischen rekonstruktiver, also seriöser Chirurgie und ästhetischer, also leichtfertiger Chirurgie.

Erst der 1. Weltkrieg sollte aufgrund der unzähligen Kriegsverwundeten und der damit verbundenen Notwendigkeit rekonstruktiver Chirurgie à la longue auch eine Trendwende für die ästhetische Chirurgie bedeuten. Jacques Joseph engagierte sich bereits zu Kriegsbeginn in der Heeresmedizin und gründete 1916 eine eigene Abteilung für rekonstruktive Chirurgie an der Berliner Charité. Auf der Seite der Alliierten waren der Neuseeländer Harold Delf Gillies [1892–1960], auf dessen Bemühungen hin (ebenfalls 1916) das Cambridge Hospital in Aldershot errichtet wurde, und der Franzose Hippolyte Morestin [1869–1919] im Bereich der rekonstruktiven Chirurgie tätig. Sie alle begrüßten die Möglichkeit, der Welt zu zeigen, wie notwendig, ehrbar und rettend ihr medizinisches Handwerk sein konnte, war dies doch vor dem Krieg noch stark marginalisiert und häufig unter Beschuss genommen worden. Die neue Rolle als rekonstruktive Chirurgen im Krieg war für sie mit einem „neutralen" Status innerhalb der medizinischen Welt verbunden.

Im Krieg wurden alle nur denkbaren Körperteile verstümmelt, Wunden im Gesicht waren aber häufig die schrecklichsten, weil es sich beim Gesicht um den exponiertesten aller Körperteile handelte. Gesichter wurden im wahrsten Sinne des Wortes zerfetzt, die Träger dieser Gesichter aber waren am Leben. In der Ikonografie des europäischen Pazifismus in der unmittelbaren Nachkriegszeit kam den Fotografien, die Kriegsversehrte mit völlig entstellten Gesichtern abbildeten, besondere Bedeutung zu. Man denke an Ernst Friedrichs [1894–1967] „Krieg dem Kriege" (1924). Zum Großteil handelte es sich um Fotografien der bereits rekonstruierten Gesichter, die trotz der zahlreichen operativen Eingriffe den Schrecken des Krieges visualisierten. In London, Paris und Berlin wurden Ausstellungen organisiert, die Fotos von Kriegsverletzten zeigten und Tausende von Menschen für den Pazifismus eintreten ließen. Der Verlust von Gliedmaßen oder andere Kriegsverletzungen schlossen es nicht aus, als „Held" verstanden zu werden, sie galten als Zeichen der Ehre, und Helden haben etwas Erotisches. Das Gesicht zu verlieren bedeutete aber nahezu den Verlust von Menschlichkeit, und das Gesichtslose wurde nie als „erotisch" wahrgenommen.

Auch in den Vereinigten Staaten wurden die rekonstruierten Gesichter der Kriegsveteranen dazu verwendet, um mehr gesellschaftliche Toleranz für die ästhetische Chirurgie einzufordern. Die ästhetische Chirurgie linderte das Leiden der Gesellschaft der Nachkriegszeit, und die Gräuel des Krieges schufen eine Umgebung, in der ästhetische Chirurgie ohne den Vorwurf der Eitelkeit durchgeführt werden konnte. Dies führte zu einem neuen Status für die ästhetische Chirurgie und stärkte das Selbstbewusstsein und die Zufriedenheit derer, die sich für dieses Handwerk entschieden.

Nach dem Ersten Weltkrieg und nach der weltweiten Pazifismusbewegung gegen alle Kriege genoss Jacques Joseph außergewöhnliches Ansehen. Auch wenn er nicht der Erste war, der Methoden zu Gesichtsrekonstruktionen und Nasenoperationen entwickelte, die auch heute noch angewendet werden, entwickelte er eine Reihe neuer OP-Variationen und Operationsinstrumente.

Wie Tagliacozzi im 17. Jahrhundert und Dieffenbach im 19. Jahrhundert, kommt Joseph zu Beginn des 20. Jahrhunderts eine Schlüsselrolle zu, einem Jahrhundert, das die ästhetische Chirurgie nachhaltig prägte und das von der ästhetischen Chirurgie nachhaltig geprägt wurde. Der Mythos um Joseph überschattete all das bisher Dagewesene, er wurde zum einflussreichsten Chirurgen seiner Zeit. Viele seiner Zeitgenossen besuchten ihn in Berlin, um die neuesten Techniken der ästhetischen Chirurgie zu erlernen. Sein 1931 veröffentlichtes Handbuch der ästhetischen Chirurgie stellte einen Basisüberblick vieler Eingriffe bereit, die der modernen ästhetischen Chirurgie zugrunde liegen. Zentral in seiner Methode der Rhinoplastik war, wie bereits erwähnt, dass sie keine sichtbaren Narben hinterließ. Der Fin de Siècle in Deutschland und Österreich ist geprägt von einer Begeisterung für operative Nasenveränderungen (wie auch für Brustverkleinerungen, zu denen wir später kommen). Joseph wurde zum Vater der ästhetischen Nasenkorrektur, was ihm den Spitznamen „Nosef" („Nasen-Josef") eintrug. Jacques Joseph starb 1934 an einem Herzinfarkt, kurz davor wurde ihm von den Nazis seine Zulassung als Arzt zur Gänze entzogen.

Die Auffassung Josephs, dass man als ästhetischer Chirurg gleichermaßen „Psychologe" sei und mit körperlichen Eingriffen die unglückliche Psyche behandelte, war das Credo aller ästhetischen Chirurgen in dieser Zeit. Das erklärte Ziel des ästhetischen Chirurgen war eine gesunde Psyche des Patienten. Für die Verwundeten des 1. Weltkriegs lag das psychische Glück in der „Verwandlung" vom „völlig Entstellten" zum „Kriegsverwundeten".

Die Zwischenkriegszeit

In den 1920er Jahren schlug Martin Gumpert [1897–1955], Dermatologe, Fürsorgearzt, Gerontologe, Sozialreformer, Medizinhistoriker, Dichter und Schriftsteller und ebenfalls Jude, die Errichtung eines öffentlichen Krankenhauses für ästhetische Chirurgie in Berlin vor. Gumpert setzte sich ebenso für die Schaffung einer, aus öffentlichen Mitteln finanzierten, städtischen Beratungsstelle für Entstellungsfürsorge ein, die 1928 in Berlin-Wedding eröffnet wurde. Seine Bemühungen, unterstützt von der französischen ästhetischen Chirurgin Suzanne Noël [1878–1954], mündeten in der Errichtung einer Abteilung für „soziale Kosmetik" am dermatologischen Institut der Universität Berlin. 1933 wurde Gumpert als „Nichtarier" von den Nazis seiner ärztlichen Ämter enthoben, 1934 aus dem Schriftstellerverband ausgeschlossen, woraufhin er 1935 in die USA emigrierte.

Zu erinnern gilt es weiters Ludwig Lévy-Lenz [1889–1976], der von 1925–1933 am von Magnus Hirschfeld [1868–1935] aus privaten Mitteln 1918 gegründeten Institut für Sexualwissenschaft als Leiter der Frauenabteilung fungierte. Er beteiligte sich aktiv an der Sexualberatungsstelle, erstellte Gutachten, publizierte über Abtreibungstechniken, ästhetische Chirurgie u.v.m., übernahm gegen Ende der 20er Jahre die Schriftleitung der Zeitschrift „Die Ehe", führte erste Geschlechtsumwandlungen an Transvestiten durch und unterhielt nebenbei eine Privatklinik für Sexualleiden. Lévy-Lenz erwarb seine Kenntnisse der ästhetischen Chirurgie bei Noël in Paris und Joseph in Berlin. 1939 wurde er ausgebürgert und praktizierte nach dem Krieg als plastischer Chirurg in Kairo und Baden-Baden.

Wie Gumpert war Lévy-Lenz der Meinung, dass es sich bei ästhetischer Chirurgie um eine Form der Psychotherapie handle, die nicht den Reichen und Wohlhabenden vorbehalten sein solle. Er publizierte zum Thema ästhetische Chirurgie und ihre Bedeutung für sexuelle Gesundheit und zählte zu jenen Stimmen, auf die die stetig wachsende Akzeptanz der ästhetischen Chirurgie in den liberalen Berliner Zirkeln der Weimarer Republik [1918–1933] zurückgeht. In seinem Buch „Die aufgeklärte Frau: Ein Buch für alle Frauen" (1928) vertritt er die Meinung, dass die weibliche Schönheit eine biologische Notwendigkeit für die Fortpflanzung im darwinistischen Sinne darstelle, sowie, dass das Schöne nicht nur ein Teil der weiblichen Biologie sei, sondern ebenso ein Teil der weiblichen Psyche. In einer schnelllebigen Zeit mit stetig steigenden Ansprüchen an die moderne Frau stelle die ästhetische Chirurgie das einzige Mittel dar psychische Gesundheit zu erhalten bzw. wieder herzustellen.

Der Zweite Weltkrieg

Alle großen politischen Bewegungen des späten 19. und frühen 20. Jahrhunderts hatten zum Ziel neue, bessere, stärkere, schönere Körper schaffen. Wie bereits erwähnt, sollte der neue Körper die Kraft des neuen Systems ausdrücken. Dabei ging es vor allem um den gesunden Körper – das Schöne, das Gesunde und das Gute wurden dabei gleichgesetzt. Besonders in Erinnerung ist hierbei der Faschismus. Die Rolle der ästhetischen Chirurgie im 2. Weltkrieg ist eine sehr komplexe.

Ästhetische Eingriffe waren, sofern sie militärisch von Bedeutung waren, im Faschismus Pflicht. In Nazi-Deutschland wurde 1936 ein Gesetz erlassen, demnach der Staat über das Recht verfüge, den Körper des Soldaten, ggf. auch gegen dessen Einwilligung, operativ zu verändern. Veränderungen in der Physiognomie würden es einerseits dem „hässlichen" Soldaten ermöglichen, zum „echten" Soldaten zu werden und andererseits würde der neue Körper „effizienter" im Sinne des Regimes werden.

Auch Benito Mussolini [1883–1945] nutzte bereits in den 1930er Jahren die Möglichkeiten der ästhetischen Chirurgie, um die „Performance" des Militärs zu steigern. An alle Offiziere über 40 Jahre erging der Befehl ihre Augenlider untersuchen zu lassen. Schlupflider, so die allgemeine Auffassung, würden das Sichtfeld einschränken, weshalb sich alle Offiziere, bei denen ein Hautüberschuss an den Oberlidern vorlag, einer operativen Korrektur unterziehen mussten.

Hitler war der Auffassung, dass die Zufriedenheit der weiblichen Wählerschaft stark von der Aufrechterhaltung „ästhetischer Freuden" abhängig war. Aus Angst einer weiblichen Revolte waren Schönheitssalons und Friseurläden die gesamte Kriegszeit hindurch geöffnet.

Unter dem Joch des Nationalsozialismus wurde ästhetische Chirurgie innerhalb der jüdischen Bevölkerung gewissermaßen zum Imperativ. Vor allem das Bild einer „jüdischen" Nase war besonders negativ besetzt. 1933, kurz nachdem Hitler an die Macht gekommen war, wurde jüdischen Ärzten die Zulassung entzogen, Nicht-Juden zu operieren. Operative Eingriffe ermöglichten jüdischen Männern und Frauen in Nazi-Deutschland und Österreich allerdings nur ein kurzes Aufatmen. Nach der Einführung des Judensterns war ihnen die Möglichkeit der „Unsichtbarkeit" genommen.

Ästhetische Chirurgie wurde nach dem 2. Weltkrieg sehr häufig mit den Nazis in Verbindung gebracht. Ein wiederkehrendes Thema in Literatur und Film ist das von Nazi-Führern, die sich ihre Gesichter und Hände umoperieren ließen, um so die Seiten zu wechseln – vom Täter zum Opfer.

Nach der Nase
Gerade der 1. Weltkrieg und auch der 2. Weltkrieg haben zu einer neuen gesellschaftlichen Auffassung von plastischer Chirurgie geführt. In der Zeit nach dem 2. Weltkrieg setzte die Schönheitschirurgie zum Siegeszug um den Globus an. Einerseits zeichnen dafür neue medizinische Technologien verantwortlich, andererseits kommt wiederum der „Verwandlung" eine Schlüsselrolle zu.

Das Motto lautete: jünger, dünner, weiblicher oder männlicher, vor allem aber schöner zu sein. Gerade der weibliche Körper wurde mit der Jahrhundertwende 19./20. Jahrhundert als maximal wandelbar verstanden, ohne dabei die Essenz der Weiblichkeit zu verlieren. Im Westen stehen insbesondere das Gesäß und die Brust für Erotik. Kulturell schwingt bei diesen beiden Körperteilen seit jeher die Assoziation Fortpflanzung mit.

Die erste Bauchdeckenstraffung (1899)
Bereits um die Jahrhundertwende (19./20. Jh.) standen beleibte Körper nicht länger für sozialen Erfolg, sondern wurden Bestandteil medizinischer Diagnostik (Adipositas). Insbesondere die Fettschürze bei Frauen war Rassenmerkmal und stand neben Fortpflanzung für die traditionelle Rolle der Frau als Köchin. 1899 entfernte Howard A. Kelly erstmals überschüssige Haut und Fett bei einer 129 kg schweren Patientin. Der Eingriff wurde als rekonstruktiv verstanden, der Bauchnabel wurde, wie die Brustwarzen bei Brustverkleinerungen in dieser Zeit, verworfen. Im Rassendiskurs war eine Frau mit großem Abdomen das Stereotyp einer jüdischen Frau. Kellys Patientin überlebte den Eingriff, war jedoch nicht glücklich und litt unter extremer Nervosität.

Für Kelly bedeutete dies, dass der Eingriff nur begrenzt Auswirkungen auf das Glücksempfinden seiner Patientin hatte. Der Versuch, Fettleibigkeit mit operativen Maßnahmen beizukommen, war auch ein Versuch die Psyche zu heilen. Zwischen 1886 und dem 1. Weltkrieg liegen ca. 12 dokumentierte Eingriffe dieser Art vor.

Erst 1920 gelang es Max Thorek diesen Eingriff zu revolutionieren, indem er nur unterhalb des Bauchnabels sowie von den Oberschenkeln Gewebe entfernte. Erst 1957 wird von S. Vernon die Versetzung des Bauchnabels dokumentiert, das Ergebnis aus ästhetischer Sicht kann als „schöner" beschrieben werden. Erst die Technik von Ivo Pitanguy, sollte 1967 einen weiteren Meilenstein darstellen. Der zentrale Punkt seiner Methode war ein horizontaler Hautschnitt knapp oberhalb der Schambehaarung; die Narben waren somit weniger sichtbar. Eine Unterscheidung zwischen ästhetisch und rekonstruktiv wurde nicht getroffen und erst 1971 bei einem Treffen plastisch-ästhetischer Chirurgen in Rio de Janeiro diskutiert. Heutzutage versteht man unter einer Bauchdeckenstraffung einen ästhetischen Eingriff.

Von der ersten Brustverkleinerung (1897) zur ersten Brustvergrößerung (1962)

Die Geschichte der Brust im Zeitalter der modernen ästhetischen Chirurgie beginnt mit der Brustverkleinerung um die Jahrhundertwende 18./19. Jahrhundert. Die Idealform der weiblichen Brust war klein, kompakt und rund, anstelle von (über)groß und hängend. Die mit großen Brüsten zumeist einhergehenden Rückenbeschwerden spielten eine Schlüsselrolle. Auch heute noch wird die Brustverkleinerung kaum als reine Schönheitsoperation bezeichnet, sondern eher als rekonstruktiver Eingriff verstanden.

Wie die Nase wurde die Brust zum Gegenstand von Körperstudien auf Basis des Rassendenkens und erfuhr zahlreiche Kategorisierungen. Die Unterschiede in Form und Größe wurden (wie bei der Nase) mit Charaktereigenschaften des betreffenden Individuums, also der betreffenden Rasse, in Verbindung gebracht. Form und Aussehen der Brustwarze und des Warzenhofes spielten dabei ebenso eine Rolle. Der Antropologe Hans Friedenthal [1870–1943] postulierte in einem 1927 publizierten Essay, dass die Form der Nase und der Lippen (durch das Stillen) von der Form der mütterlichen Brust abhängen würde, die Struktur der Sprache würde wiederum von Nase und Lippen bestimmt, somit eigentlich von der Brust der Mutter. Daraus folgt im Rassendiskurs, dass die Brüste schwarzer Frauen für den seltsamen Klang ihrer Sprache verantwortlich sind. Ebenso ist in den damaligen Lehrbüchern der ästhetischen Chirurgie zum Thema Brustverkleinerung von der Brust als „Rassenmerkmal" die Rede. Für Joseph war es hauptsächlich eine Unterscheidung zwischen „schwarz" und „weiß", in anderen Diskussionen hingegen wurden Unterschiede zwischen Brüsten von Europäerinnen und anderen Rassentypen herausgearbeitet, so z. B. klassische Hängebrüste bei jüdischen Frauen. Die Brust wurde überdies als das Hauptunterscheidungsmerkmal zwischen Männern und Frauen verstanden, Brüste zu haben, beschrieb das Individuum als weiblich.

Die erste „moderne" Brustverkleinerung wurde 1897 von Alfred Pousson [1853–unbekannt] durchgeführt und in Fachkreisen vom ästhetischen Standpunkt aus betrachtet als mittelmäßig kommentiert. Seine Technik war nicht gerade Narben sparend, die Beibehaltung einer natürlichen Brustform, sowie die Beibehaltung der Stillfunktion wurden zur damaligen Zeit ebenfalls sekundär gehandelt. Die Brustwarze als erogene Zone des weiblichen Körpers wurde gar nicht diskutiert. Gleichzeitig stellte Poussons Wissen um das mittelmäßige Resultat eine Art Trendwende dar – man begann sich in Fachkreisen Gedanken über bessere, ästhetischere Lösungen zu machen. Der Maßstab war klar – ein Körper möglichst ohne Narben und eine erotische Brust. Vincenz Cerny [1842–1916] war der erste, der die Brustwarze nicht verwarf und transplantierte. So wirklich wurden erst im ersten Jahrzehnt des letzten Jahrhunderts, z. B. von Hippolyte Morestin und Eugen Holländer, ästhetische Brustverkleinerungsoperationen durchgeführt.

Die erotische Funktion der Brustwarze blieb allerdings nach wie vor ohne Erwähnung. Im Jahre 1922 wurde von Max Thorek eine Methode vorgestellt, in der die Erhaltung der Brustwarze einen wesentlichen Bestandteil der Methodik darstellte. Die Brustwarze sah danach allerdings nur aus wie eine Brustwarze, die Sensibilität ging verloren. Erst Jacques Joseph schlug eine 2-Etappen-Vorgehensweise vor und löste den Mamilla-Areolakomplex (Brustwarze und Warzenhof) vom Untergrund und brachte diesen nach der Gewebeentfernung als sog. freies Hauttransplantat wieder ein. Die Technik war Narben sparend, die Brust sah in ihrer Form „natürlich" aus, die Sensibilität der Brustwarzen ging aber ebenso verloren.

Das Aufkommen des Bildes der „modernen" Frau in den 1920er Jahren stellte einen Kontrapunkt zum kulturellen Verständnis (basierend auf dem Rassendenken) großer Brüste dar. Große Brüste galten als primitiv, lebensfrohe „moderne" Frauen, die Sport betrieben, tanzten, schwimmen gingen, unterzogen sich einer Brustverkleinerungsoperation. Gerade das Bild der sportlichen Frau stand für die „moderne" Frau, die nicht im Sinne der Fortpflanzung interpretiert wurde. Ebenso war die „moderne" Frau nicht Teil einer bestimmten Rasse, ihr Körper wurde nicht nach Rassenmerkmalen verstanden. Eine verheiratete Frau mit Kindern und Ehemann hatte gewissermaßen keinen Bedarf, ihre Brüste verkleinern zu lassen, weil sie hauptsächlich die traditionelle Rolle der Frau und Mutter verkörperte. Die Brustwarzen „moderner" Frauen standen nicht für das Stillen von Babys, sondern hatten erotische Bedeutung, gleichermaßen standen die Brustwarzen bei Frauen mit großen Brüsten lediglich für das Stillen. Große Brüste wurden auch nicht selten mit Übergewicht oder großen Bäuchen, einem weiteren „Rassenmerkmal", sondern auch mit „Modernisierungsverweigerung" assoziiert.

Das Thema Brustvergrößerung ist seit jeher eng mit der Brustwiederherstellung nach Krebs verbunden. „Zu" kleine Brüste wurden bis nach dem 2. Weltkrieg nicht als signifikantes, medizinisches Problem, das auch die Psyche in Mitleidenschaft ziehen konnte, verstanden. Dies hatte vor allem mit dem eingangs beschriebenen Typus der „modernen", sportlichen Frau zu tun, der dann allerdings von einer neuen „modernen" Frau abgelöst wurde, die große, schöne, aber keine hängenden Brüste hatte. Erst in den 1950er Jahren wurden „zu" kleine Brüste als medizinisches Problem anerkannt und als belastendes Problem für die Psyche verstanden.

Silikon wurde 1953 erstmals in Form von Injektionen zur Brustvergrößerung in den Körper eingebracht, die massive Risiken mit sich brachten (Abwanderung der injizierten Substanz, Infektionen, Verhärtungen, Silikonome etc.). 1962 wurden erstmals von Thomas Cronin und Frank Gerow mit Kochsalzlösung gefüllte Silikonkissen zur Brustvergrößerung implantiert. Mittel- und langfristige Probleme wie z. B. die Verhärtung des Gewebes rund um die Implantate (Kapselfibrose) wurden anfänglich ignoriert. Das Moratorium für Silikon-Brustprothesen sorgte in den 1990er Jahren weltweit für Aufregung und führte seitens der amerikanischen Gesundheitsbehörde FDA (Food and Drug Administration) zu einem Verbot von Silikongelgefüllten Implantaten. Mit Kochsalz gefüllte Implantate durften verwendet werden, Silikongel-gefüllte Implantate hingegen nur noch bei Brustwiederherstellungen nach Brustkrebs. Erst im Dezember 2006 wurden Silikongel-gefüllte Implantate in US-Amerika von der FDA wieder zugelassen.

Heutzutage sind die neuesten Silikongel-gefüllten Implantate derart weiterentwickelt, dass es nur bei ca. 2–4 % zu einer Kapselfibrose kommt. Mittlerweile leidet jede achte Frau an Brustkrebs. Eine Wiederherstellung der Brust nach Brustkrebs kann entweder mit Silikon-Implantaten oder mit körpereigenem Gewebe vorgenommen werden.

Es dauerte auch nicht lange, bis man begann, das Absinken der Brüste infolge des Alterungsprozesses als ästhetisches Problem zu interpretieren. Die sog. Brusthebung oder Straffung stellt einen weiteren ästhetischen Eingriff im Bereich der Brüste dar.

Das erste Facelift (1901) und die erste Augenlidstraffung (1906)

Der erste Versuch, Alterserscheinungen im Gesicht operativ zu korrigieren, wurde 1901 vom Deutschen Eugen Holländer [1867–1932] unternommen. Gemäß seinen Aufzeichnungen, hatte seine Patientin, eine polnische Aristokratin, ziemlich konkrete Vorstellungen darüber, wie Nasolabialfalten oder Mundwinkel gestrafft werden sollten. Holländer entfernte Hautstücke hinter den Ohren und am Haaransatz, im Gegensatz zu ihm selbst war seine Patientin aber zufrieden. Die nächste dokumentierte Rhytidektomie (Gesichtsstraffung) stammte aus dem Jahr 1906 vom Deutschen Erich Lexer [1867–1937], ihm folgte 1907 der US-Amerikaner Charles Miller [1880–1950], der auch Verfahren zur Augenlidstraffung entwickelte, die 1906 bekannt wurden. Lexer & Miller beschränkten sich in ihren Face-Liftings auf die Schläfen- und Ohrregion. Ab 1912 wurde diese Methode von der ersten weiblichen Schönheitschirurgin, der Französin Suzanne Noël [1878–1954], weiterentwickelt. 1926 publizierte Noël umfangreichere Hautentfernungen. Für mehr als 40 Jahre beschränkte sich das Facelift auf das lediglich Spannen der Gesichtshaut. Erst 1973 beschrieb Vladimir Mitz eine neue Methode des Facelifts: Das SMAS (Superficial Muscular Aponeurotic System) war entdeckt. Dabei handelt es sich um eine bandartige, feste Struktur, die Teilen der mimischen Muskulatur als Ursprung und Ansatz dient. Bei der zweischichtigen Operation wird zunächst die Haut vom Untergrund abgehoben, danach das SMAS eingeschnitten, seinerseits vom darunterliegenden Gewebe abgehoben, gespannt und neu verankert. Anschließend wird die Haut unter leichter Spannung wieder angelegt und der Überschuss entfernt. Der für das klassische Facelift so typische Mimikverlust gehörte somit der Vergangenheit an.

Die erste operative Geschlechtsumwandlung (1920)

Die ersten chirurgischen Eingriffe zur operativen Geschlechtsumwandlung wurden in den 1920er Jahren von Ludwig Lévy-Lenz [1889–1976] und Felix Abraham [1901–1938] am Institut für Sexualwissenschaft von Magnus Hirschfeld [1868–1935] entwickelt. In erster Linie wandelte man männliche Geschlechtsteile zu äußeren weiblichen Geschlechtsteilen um. Die Fortpflanzungsfähigkeit blieb dabei klarerweise unberücksichtigt, Ziel war es, den äußerlichen Anschein weiblicher Genitalien zu erwecken und, deren sexuelle Stimulierbarkeit zu garantieren. Menschen, die bei der Geburt keinem der beiden „Standardgeschlechter" klar zugeordnet werden können, dürfen in der Geschlechtschirurgie nicht ausgelassen werden. Man unterscheidet zwischen biologischen Hermaphroditismus (Zwittrigkeit, Zwittertum) und Pseudo-Hermaphroditismus (Intersexualität). Die chirurgische Rekonstruktion nicht eindeutiger Genitalien meist zu weiblichen Genitalien hat eine lange Geschichte. Statistisch gibt es auch heute noch große Schwankungen hinsichtlich der Anzahl der als Hermaphroditen geborenen Babys von 1:2.000 bis hin zu 1:10.000.

Von der ersten Fettabsaugung (1929) zur ersten modernen Fettabsaugung (1982)
Die erste dokumentierte Fettabsaugung erfolgte im Jahre 1929 durch den Franzosen Charles Dujarier, sein Versuch endete jedoch mit einer Amputation des Unterschenkels. Bis in die 1970er Jahre war die Block-Lipektomie mit Hautresektion die klassische Methode gewesen Fettablagerungen aus Gesäß, Oberschenkel und Bauch zu entfernen. Auf diese Weise wurde Fettgewebe ebenso beseitigt wie überschüssige Haut. 1968 findet man in der Literatur den Begriff „Fett abschaben, Fett kürettieren" vom US-Amerikaner Tolbert Wilkinson. 1972 folgt der Deutsche Josef Schrudde, der 1977 als erster in Langenbecks Archiven der Chirurgie die Aspirationscurette beschreibt. Um 1975 treten bereits die Italiener Arpad (Vater) und Giorgio (Sohn) Fischer in Erscheinung. Beide gelten international als Väter der modernen Fettabsaugung. 1978 folgen die Schweizer Ulrich Kesselring und Victor Meyer, sie entwerfen eine scharfkantige Kürette, die Ergebnisse werden jedoch als unbefriedigend bezeichnet. Der nächste Meilenstein erfolgte durch den Franzosen Yves Gerárd Illouz [1982], der als erster die scharfe Kanüle durch eine stumpfe Kürette ersetzte und erstmals die „Wet-Technique" (das Operationsgebiet wird mit Flüssigkeit vorbehandelt) einführte. Seine erste Publikation im Jahre 1983 beschreibt bereits 3.000 Fälle.

Die erste Gesäßstraffung in den 1970er Jahren
Ausgehend vom europäischen Kolonialismus wurde das Gesäß verschiedener Kulturen in Form und Größe beschrieben und Bestandteil im Versuch der Klassifizierung von Rassen. Die Formel lautete: je größer, desto primitiver. Es verhält sich ähnlich wie im lange beschriebenen Fall der Nase – die kulturelle Annahme war, dass die Sexualität „primitiver" Rassen ebenso „primitiv" sein musste, als Beweis wurde die körperliche Konstitution angeführt, die die „wahre" Natur, den „wahren" Charakter repräsentiere. Seit dem 16. Jahrhundert wurden Frauen aus Süd-West-Afrika mit übertrieben großen Pobacken, einem sogenannten Fettsteiß (Steatopygie) und großen, dicken Lippen dargestellt. Einerseits ein großes Gesäß, andererseits ein schmales Becken. Die Faszination des Körpers schwarzer Frauen war auch im 19. Jahrhundert ein Thema, so analysierte beispielsweise der Pionier der Sexualwissenschaft Magnus Hirschfeld [1868–1935] den Körper schwarzer Frauen in Relation zur „normalen" Körperform. Ein breiteres Becken wurde als Zeichen des „Fortschritts" interpretiert, das schmale Becken der „Primitiven" als Beweis eines niedrigeren Status in der Hierarchie der Rassen. Das üppige Gesäß wurde als Versuch der Täuschung – bereits höher entwickelt zu sein – verstanden.

Freud gab mit seinen „Drei Abhandlungen zur Sexualtheorie" (1905) weiteren Anlass, das Gesäß (vgl. anale Phase bzw. Fixierung) zu diskutieren.

Wenn es um plastisch-ästhetische Chirurgie und Pobacken geht, ist das Ziel eigentlich immer deren sexuelle Attraktivität zu steigern. Gendertechnisch unterziehen sich nahezu ausschließlich Frauen einem Gesäß-Lifting (Body-Lift). Der Brasilianer Ivo Pitanguy [1926–] entwickelte in den 1970er Jahren eine Methode des Gesäß-Liftings, die weltweit Nachahmung und Abwandlung erfuhr. Dass ein Brasilianer diese Technik entwickelte, ist nicht weiter verwunderlich, zumal die ästhetische Chirurgie in Brasilien bereits mehr als 150 Jahre Geschichte bereithält. Brasilien, mit hunderten ausgebildeten ästhetischen Chirurgen, muss neben Argentinien und Südafrika als eine der Metropolen plastisch-ästhetischer Chirurgie angeführt werden. Methoden zur Konturenverbesserung (Bauch, Bein, Po), u.a. die Fettabsaugung um lästige Fettdepots verschwinden zu lassen, gehören in Brasilien oder Argentinien fast schon zum Alltag.

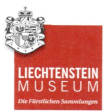

CORNELIS VAN POELENBURGH
Apollo und Coronis

www.liechtensteinmuseum.at

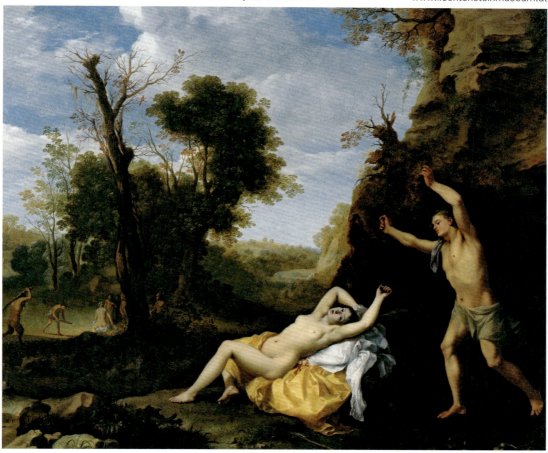

DAS LIECHTENSTEIN MUSEUM.
EIN ORT BAROCKER LEBENSLUST

Das LIECHTENSTEIN MUSEUM versteht sich als ein Ort der Lebenslust und Sinnesfreude, an dem alle Kunstgattungen gemeinsam gezeigt werden. Begleitet von erlesenen Konzerten erlebt der Besucher darüber hinaus jeden Sonntag die Symbiose aus Musikgenuss und der Jahrhunderte alten Kunstsammlung mit Meisterwerken von Rubens, Rembrandt und Van Dyck.

LIECHTENSTEIN MUSEUM. Die Fürstlichen Sammlungen. Fürstengasse 1, 1090 Wien
Tel +43 (1) 319 57 67–252, info@liechtensteinmuseum.at

PARTNER OF PRIVATE ART COLLECTIONS

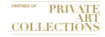 Wealth Management

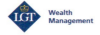 **ELITE GROUP** of Fine Art Dealers

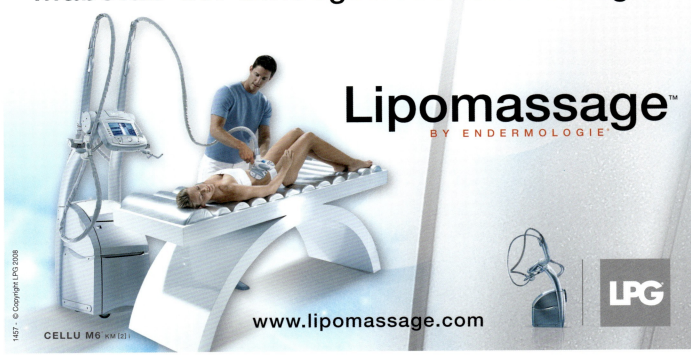
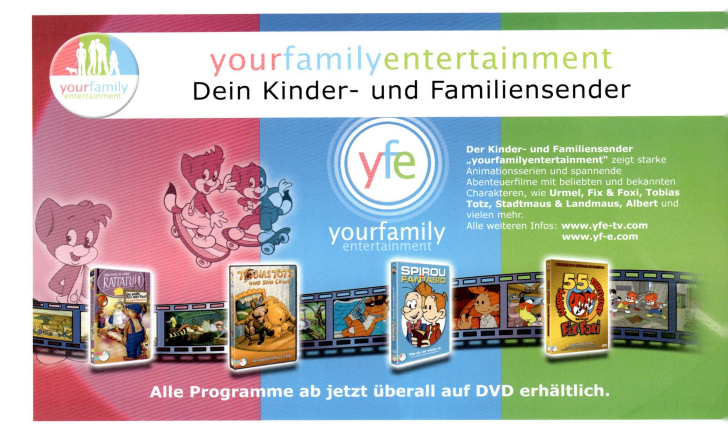

Viprolipo® VLS 3

Viprolipo® system
Für die Harmonie des Körpers und die Leichtigkeit der Verführung

Das **Viprolipo® system** mit **Lipomatic® 2** stellt eine unbestreitbare Innovation mit internationalen Patent dar. Dieses System bringt durch Vibrationen eine quantitative Infiltration und eine **Viprolipo®** Skulptur, alles in Verbindung mit einem einzigen Gerät.

Lipomatic® 2

- Verkürzung der OP-Zeit
- weniger Schmerzen
- sichtbare Reduktion der Hämatome und Echymosen
- Verbesserung der Hautqualität
- keine Freisetzung von Wärme
- eingebauter Sicherheitsmechanismus
- Behandlung von kritischen Zonen mit größter Präzision

Stradis HandelsgmbH
Silberbachweg 12
A-2011 Sierndorf
Tel/Fax: +43 2267 43091
E-Mail: office@stradis.at
Internet: www.stradis.at

STRADIS

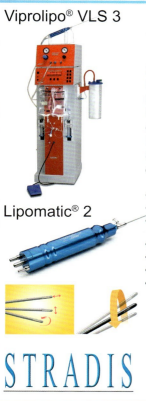

Alles für Ihre Schönheit finden Sie in den Gelben Seiten print, auf HEROLD.at und am Handy unter www.herold.mobi.

HEROLD

Wilkinson Sword Intuition® Plus

Der erste Rasierer, der **schäumt, rasiert & pflegt** in nur einem Schritt.

Gründliche Rasur durch flexiblen Schwingkopf

Sanfte Pflege und ein angenehmes Hautgefühl durch natürliche Inhaltsstoffe

Komfortabel durch femininen, schlanken Griff

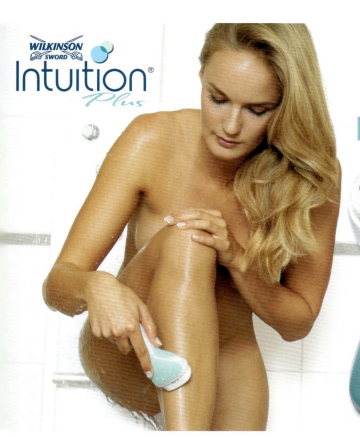
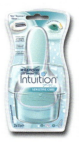

www.wilkinson-sword.com

Der kompetente Ansprechpartner in der Schönheitschirurgie

- Brustaugmentation
- Fettabsaugung
- Kompressionswäsche
- Faltenunterspritzung
- Eigenfettreinjektion
- Plasma-Laser
- u. v. m.

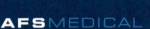

AFS MEDICAL — we do care.

Gewerbepark B17/II, Straße 1/3, 2524 Teesdorf, Österreich
Tel.: +43-(0)2253-81801-0, Fax: +43-(0)2253-81801-8
e-mail: afs@medical.at, Internet: www.medical.at

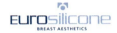

eurosilicone
BREAST AESTHETICS

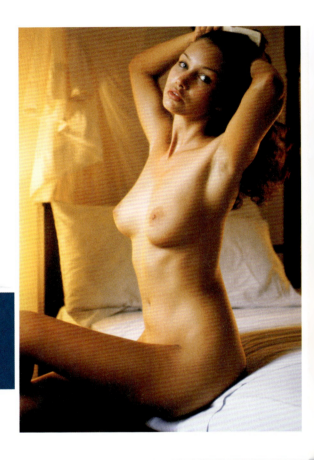

INNOVITAL CE

Medizin - Produkte - Technik - Projekte

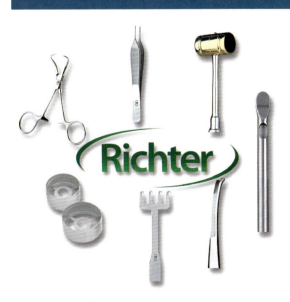

Kompressionswäsche

Chirurgische Instrumente

SE BB IN

Silikonimplantate

medizinische Kosmetik

Firma INNOVITAL
Generalvertretungen Österreich
A-3684 St.Oswald 12

T / F: +43 (0) 7415 / 728 414
M: +43 (0) 699/ 12 356 505

Büro Wien
Latschkagasse 1, Top 32
1090 Wien

T / F: +43 (0) 1/ 9 422 450
M: +43 (0) 699/ 10 695 808

www.innovital.at
Bürozeiten: täglich von 7.00 – 19.00 Uhr

Innovationen für den optimalen Behandlungserfolg - zertifiziert - FDA geprüft

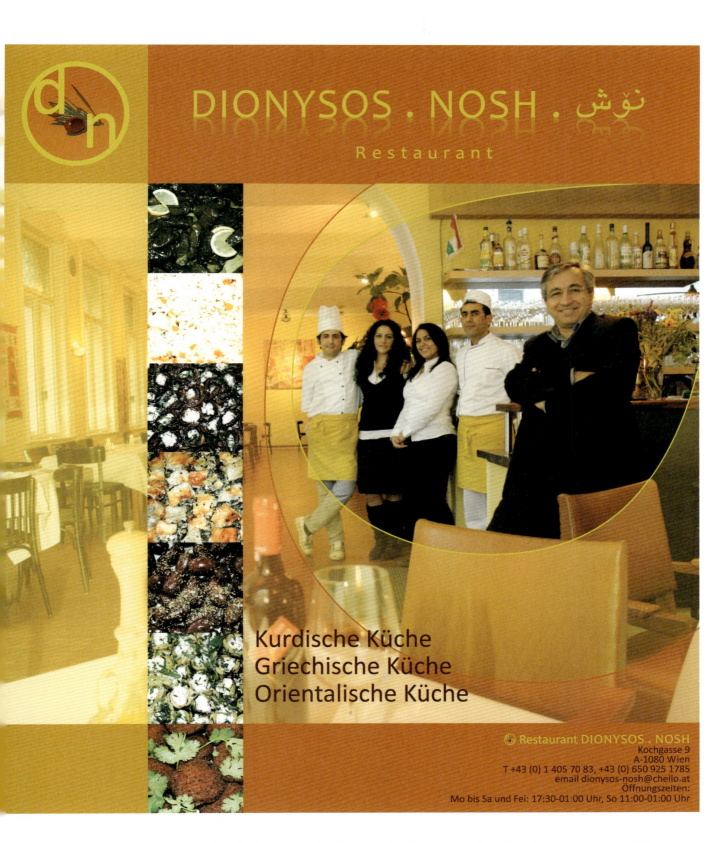

Wir bedanken uns recht herzlich bei Dr. Khabat Marouf und seinem Team! Im Zuge des Entstehungsprozesses der Enzyklopaedia Aesthetica wurden wir im Dionysos / Nosh an vielen langen Arbeitsabenden hervorragend und liebevoll verköstigt und mit WLAN ausgestattet.

IX ANHANG

GLOSSAR, OPERATIVES SPEKTRUM,
ALLE BÄNDE AUF EINEN BLICK, KONTAKT

GLOSSAR

Abpräparation, abpräparieren
chirurgische Trennung von zwei Gewebeschichten.

Adipositas
Fettleibigkeit, Fettsucht, Obesitas; bei Adipositas handelt es sich um starkes Übergewicht, das durch eine über das normale Maß hinausgehende Vermehrung des Körperfetts mit krankhaften Auswirkungen gekennzeichnet ist. Maß für das Übergewicht ist der » **BMI** (Body Mass Index; Körpermaßindex), ab einem BMI von 30 kg/m² spricht man laut WHO-Definition von Adipositas. Es werden drei Schweregrade unterschieden, zu deren Abgrenzung ebenfalls der BMI herangezogen wird. Indikatoren für den Anteil von Körperfett und dessen Verteilung sind der Bauchumfang und das Taille-Hüft-Verhältnis.

Allgemeinanästhesie, Vollnarkose
Anästhesieform, bei welcher der/die PatientIn tief schläft. Je nach Notwendigkeit werden außerdem ihre Reflexe unterdrückt und die Muskulatur entspannt (relaxiert). Es gibt verschiedene Varianten (Intubation, Larynxmaske, Maske etc.).

Anamnese
Erhebung der Krankengeschichte. In einem Gespräch stellt der Arzt dem/der PatientIn Fragen nach früheren oder chronischen Vorerkrankungen, Operationen und anderen Eingriffen sowie nach Medikamenten und Allergien.

Antisepsis
Maßnahmen, die zur Erzielung der Keimfreiheit notwendig sind. In der modernen Medizin wird eine Operation unter sterilen Bedingungen durchgeführt, d.h. durch die Behandlung der operierten Areale mit keimtötenden Medikamenten (Alkohol, Jod etc.).

Asymmetrie
Gegenteil von Symmetrie, Ungleichheit. Die Körperhälften eines Menschen sind nie vollständig symmetrisch.

Bauchdeckenstraffung

Abdominoplastik, Bauchdeckenplastik; ästhetisch-chirurgischer Eingriff, bei welchem bei bestehender Bauchwanddeformität (Fettschürze, Fettbauch, Hautüberschuss) die Bauchhaut von der Bauchwand abpräpariert und gestrafft wird. Der Gewebeüberschuss wird entfernt. Es gibt verschiedene Techniken der Bauchdeckenplastik und mehrere ergänzende Maßnahmen.

Bindegewebssepten

zarte Bänder aus elastischem Bindegewebe, die von der Innenseite der Haut zum Untergrund (Muskulatur, Knochen) ziehen.

biologisches Alter

Beim Alter eines Menschen wird unterschieden zwischen dem biografischen und dem biologischen Alter. Das biografische Alter ist die geläufige zeitliche Altersangabe, die sich nach dem Geburtsdatum errechnet, z. B. ist jemand „65 Jahre alt". Dagegen ist mit dem biologischen Alter der Zustand des Körpers gemeint, der normalerweise einem bestimmten Alter ungefähr entspricht. Für die Planung einer Operation ist natürlich das biologische Alter entscheidend.

Blutbild

medizinische Untersuchung des Blutes. Diese dient zur Vorbereitung einer Operation. Je nach Umfang der Operation und in Abhängigkeit davon, ob der Eingriff in Allgemein- oder Lokalanästhesie erfolgt, muss ein „großes" oder ein „kleines" Blutbild durchgeführt werden.

Bodylift

im europäischen Sprachgebrauch verwendeter Terminus, bei dem » **Bauchdeckenstraffung**, seitliche Oberschenkelstraffung und » **Gesäßstraffung** in einer Sitzung durchgeführt werden. Im US-amerikanischen Sprachgebrauch wird dieser Terminus für die Gesamtheit der Straffungsoperationen verwendet, die zur Korrektur von Hautüberschuss an allen anfallenden Körperregionen nach massiver Gewichtsabnahme eingesetzt werden.

Body-Mass-Index (BMI)

Körpermaßindex; Maßzahl zur Bewertung des Körpergewichts eines Menschen. Die „Körpermassezahl" berechnet sich folgendermaßen: Körpermassezahl = Gewicht in kg durch Größe in Metern². Werte von normalgewichtigen Personen liegen gemäß der » **Adipositas-Klassifikation** der WHO zwischen 18,50 kg/m² und 24,99 kg/m², ab einer Körpermassezahl von über 30 kg/m² sind demnach übergewichtige Personen behandlungsbedürftig.

Buttock-Lift

» **Gesäßlifting**.

deepithelialisieren, Deepithelialisierung

chirurgische Maßnahme, bei welcher die oberste Hautschicht (Epidermis) von der darunterliegenden Hautschicht (Lederhaut – Dermis) getrennt wird. Hautdeepithelialisierungen werden in der Ästhetischen Chirurgie dann durchgeführt, wenn Haut mit der darunterliegenden Fettschicht unter die Haut verlagert werden soll (Lappenplastik, Gewebeverlagerungen). Deepithelialisieren ist deshalb notwendig, weil sich die Epidermis konstant erneuert und die abgestoßenen oberflächlichen Epidermiszellen, wenn sie unter der Haut liegen, Zysten bilden würden.

Colle-Faszie

feste bandartige Struktur, am unteren-seitlichen Rand des Schambeins, zum Damm gehörend. Benannt nach Colle, der diese Struktur 1811 erstmals beschrieb. Lockwood verankerte das gestraffte Gewebe der Oberschenkelinnenseite an der Colle-Faszie, um ein Wiederabsinken zu vermeiden.

Dermis

Mittelhaut, Lederhaut. Die Dermis enthält Kollagenfasern und elastische Fasern. Darüber hinaus sind zahlreiche Blut- und Lymphgefäße in die Lederhaut eingeflochten. Die Hautdrüsen und Haarwurzeln liegen überwiegend innerhalb der Lederhaut, und die meisten Sinnesrezeptoren der Haut befinden sich ebenfalls in dieser Schicht. Die elastischen Fasern sind für die Geschmeidigkeit und Anpassungsfähigkeit der Haut verantwortlich. Im Alter lässt diese Elastizität stark nach. Man unterscheidet in der Dermis zwei Schichten, das Stratum papillare und das Stratum reticulare.

Dog Ears, Dog-Ear-Bildung
engl.: „Hundeohren"; wird an einer Körperstelle Haut entfernt und danach die Wunde verschlossen, entsteht am Wundrand immer ein Hautüberschuss, der sich durch Bildung eines kleinen Wulstes manifestiert. Je nach Ausmaß des Überschusses und der Hautbeschaffenheit können sich solche Dog Ears entweder zurückbilden oder bestehen bleiben. Sie können operativ durch neuerliche Hautentfernung beseitigt werden, wodurch sich die ursprüngliche Narbe etwas verlängert.

Drainage
in der Wundhöhle liegende Schläuche, die durch ein kleines Loch in der Haut herausgeleitet werden und an eine Plastikflasche mit Unterdruck angeschlossen sind. Sie dient zum kontinuierlichen Abtransport von Blut und Wundsekret. Die Drainage wird dann entfernt, wenn die Flaschen entweder leer sind oder innerhalb der letzten 24 Stunden nichts nachgekommen ist.

EKG, Elektrokardiogramm
Untersuchungsmethode, bei welcher der Gesundheitszustand des Herzens geprüft wird. Es dient zur Vorbereitung einer Operation in » **Allgemeinanästhesie** oder » **Sedoanalgesie** (Kombination von Lokalanästhesie und Sedierungsmitteln).

Elastizitätsverlust
Nachlassen der Spannkraft des Gewebes. Dafür sind vor allem die verminderte Wasserbindungsfähigkeit, eine Reduktion der elastischen » **Kollagenfasern** und eine durch UV-Licht bedingte Verquellung dieser Fasern verantwortlich.

Embolie
Verschluss eines Gefäßes (meist Arterie) durch einen festen Körper. Je nach Beschaffenheit dieses Körpers unterscheidet man Thrombembolie (verschlepptes Blutgerinnsel), Fettembolie (verschleppter Fettbrocken), Luftembolie (Luftblase), Fruchtwasserembolie. Grundvoraussetzung für das Zustandekommen einer Fettembolie bei der Fettabsaugung ist die Eröffnung (Verletzung) einer ausreichend großen Vene, in welche ein ausreichend großer Fettbrocken gelangt, der über das rechte Herz weiter zur Lunge transportiert wird und dort eine Lungenarterie verlegt (Lungenembolie, Lungeninfarkt).

Epidermis
Oberhaut. Sie besteht zu 90 % aus hornbildenden Zellen, sog. Keratinozyten, die von der Grenzschicht zur daruntergelegenen » **Dermis** an die Oberfläche wandern und dabei absterben. Dabei kommt es zu einer Verhornung, die für die Schutzfunktion der Haut verantwortlich ist.

Gesäßlifting
Gesäßstraffung; ästhetisch-chirurgischer Eingriff, bei welchem das Gesäß operativ angehoben wird.

Hämatom
Bluterguss, Ansammlung von Blut außerhalb der Blutbahn im Gewebe. Es entsteht bei stumpfen Verletzungen (Zerplatzen kleinster Blutgefäße) oder bei Verletzung eines größeren Gefäßes.

Hautinzision
Hautschnitt.

Hautlappen
medizinische Bezeichnung für ein Hautareal, das im Rahmen einer Operation vom darunterliegenden Gewebe abgetrennt und woandershin verlagert wird. Bei der Operationsplanung muss darauf geachtet werden, dass die Durchblutung der Haut gewährleistet ist, um » **Wundheilungsstörungen** oder Hautnekrosen zu vermeiden. Um die Durchblutung der Haut möglichst wenig zu gefährden, müssen während der Operation zuführende Gefäße geschont und der Wundverschluss mit geringer Spannung durchgeführt werden.

Hautturgor
Eigenspannung der Haut. In jungen Jahren ist der Hautturgor hoch, mit der Erschlaffung des Bindegewebes und der elastischen Fasern nimmt er im Alter ab.

Histologie, histologisch
Zellkunde, die Zellkunde betreffend. Eine histologische Untersuchung dient dem Nachweis einer Gewebeart. Dabei wird eine Gewebeprobe in ganz dünne Scheiben geschnitten, mit verschiedenen Farben gefärbt und unter dem Mikroskop untersucht.

hypertrophe Narbe
überschießende, wulstartige Narbenbildung, die innerhalb der Grenzen der Schnittführung beschränkt bleibt (Gegensatz zu » **Narbenkeloid**).

Indikationsstellung
Festlegung der Gründe, die die Durchführung einer Operation rechtfertigen. Eine Operation ist dann indiziert, wenn sie vom behandelnden Arzt als medizinisch notwendig oder gerechtfertigt erachtet wird. Man spricht von der Operationsindikation.

Infektion
Keimbesiedelung. Es gibt bakterielle, virale und Pilzinfektionen. Die Ausbreitung einer Infektion auf den ganzen Körper mit zirkulierenden Keimen im Blut nennt man Sepsis.

Intrakutannaht
Nahttechnik, bei welcher der Faden innerhalb der Haut geführt wird. In der Ästhetischen Chirurgie verwendet man Intrakutannähte, um besonders schöne und zarte Narben zu erzielen.

Invasivität
Mit der Invasivität einer Operation wird das Ausmaß des Operationsumfangs bezeichnet, also wie groß die Wundhöhle ist, wie lang der Hautschnitt ist, etc. Eine minimal-invasive OP-Technik verwendet ganz kleine Hautschnitte. So ist beispielsweise eine endoskopische Gallenblasenentfernung weniger invasiv als die klassische, weil weit weniger Haut und Muskel durchtrennt werden.

Keloid
» **Narbenkeloid**.

konservativ
im medizinischen Sprachgebrauch bedeutet konservativ nicht etwa das Gegenteil von progressiv oder modern, gemeint ist vielmehr das Gegenteil von „operativ". Eine „konservative" Therapie ist also eine Therapie, bei der nicht operiert wird. Ebenso wird bei einer „konservativen" Maßnahme nichts in den menschlichen Körper eingebracht.

Lappenplastik
Wenn lebendes Gewebe von einer Körperstelle in eine andere eingebracht wird, spricht man von einer Lappenplastik. In der Plastischen Chirurgie werden Lappenplastiken zur Deckung von Gewebedefekten und zur Rekonstruktion von Körperteilen durchgeführt.

Lokalanästhesie
örtliche Betäubung. Durch Injektion eines Lokalanästhetikums wird im operierten Gebiet Schmerzfreiheit erzielt. Die Oberarmstraffung mit kurzer Schnittführung kann in LA durchgeführt werden. Die Oberarmstraffung mit langer oder kombinierter Schnittführung erfolgt wie auch die Oberschenkelstraffung in » **Allgemeinanästhesie**.

Lokalanästhetikum
Arznei, die zur Schmerzausschaltung in eine Körperstelle eingebracht wird.

Lungenröntgen, Thoraxröntgen
Röntgenuntersuchung der Lunge. Diese dient zur Vorbereitung einer Operation in » **Allgemeinanästhesie** oder » **Sedoanalgesie**. Sie kann bei PatientInnen unter 30 Jahren entfallen.

Lymphdrainage
besondere Massageform; sie dient hauptsächlich als Ödem- und Entstauungstherapie geschwollener Körperregionen. Durch kreisförmige Verschiebetechniken, welche mit leichtem Druck angewandt werden, wird die Flüssigkeit aus dem Gewebe in das Lymphgefäßsystem verschoben. Die manuelle Lymphdrainage wirkt sich überwiegend auf den Haut- und Unterhautbereich aus und soll keine Mehrdurchblutung, wie in der klassischen Massage, bewirken.

Musculus latissimus dorsi
auch großer Rückenmuskel genannt, flächengrößter Muskel des Menschen, der vom Kreuz- und Darmbein über die Dornfortsätze der Lenden- und Brustwirbel durch die Achsel hindurch zum Oberarm zieht. Bei der Oberarmstraffung mit kurzer Schnittführung kann seine Ansatzsehne für die Verankerung des unteren Wundrandes verwendet werden.

Muskelfaszie
sehr straffe bindegewebige Struktur, die die Muskeln wie einen engen Sack umschließt.

Nachblutung
» **Hämatom**.

Narbendehiszenz
Auseinanderweichen einer Narbe. Narbendehiszenz entsteht bei schwachem Bindegewebe, deshalb weichen die Wundränder auseinander, und es entsteht die typische verbreiterte, oft auch eingesunkene, dehiszente Narbe. Auch bei großer Spannung an den Wundrändern kann es zu verbreiterten Narben kommen. Funktionell ist die Narbendehiszenz das anatomische Gegenteil des » **Narbenkeloids** (die Narbe ist verdickt).

Narbenkeloid
verstärktes Narbenwachstum, das per definitionem die Grenzen der Schnittführung überschreitet. Gegensatz zu » **hypertropher** Narbe, die zwar verdickt und wulstig sein kann, jedoch nicht größer als die Hautnarbe ist.

Nekrose
örtlich begrenzter Gewebetod. Eine Hautnekrose bezeichnet ein abgestorbenes Hautareal, eine Gewebenekrose bezeichnet abgestorbenes Gewebe. Die Hautnekrose kommt dann vor, wenn die Haut unter zu starker Spannung vernäht wird. Gewebenekrosen kommen dann vor, wenn die Blutversorgung des verbleibenden Gewebes unzureichend ist.

Nervus cutaneus antebrachii medialis
sensibler Hautnerv, der die Innenseite des Unterarms sensibel versorgt. Sein Verlauf macht ihn bei der Oberarmstraffung mit langer Narbe leicht verletzlich, weshalb man bei der Operation besonders auf ihn Acht geben muss.

OP-Freigabe, Operationsfreigabe
vom Internisten oder Allgemeinmediziner durchgeführte Untersuchung, um die körperliche Eignung des Patienten / der Patientin für die Operation zu prüfen. Die OP-Freigabe wird nach Durchführung von » **Lungenröntgen,** Blutuntersuchung (» **Blutbild**) und » **EKG** ausgestellt.

pathologisch
krankhaft (verändert). Ein Organ funktioniert pathologisch, wenn es nicht oder schlecht arbeitet. Ein Befund ist pathologisch, wenn er auf eine krankhafte Veränderung hinweist.

physiologisch
die Lebensvorgänge im Organismus betreffend. Im medizinischen Sprachgebrauch wird physiologisch aber im Sinne von gesund und normal funktionierend verwendet. Physiologische Laborwerte bedeuten, dass die Befunde in Ordnung sind, ein Organ funktioniert physiologisch, wenn es gesund ist, Gegensatz zu » **pathologisch** (krankhaft).

Prädisposition
genetische Veranlagung. Wenn man für eine Krankheit prädisponiert ist, erhöht sich die Wahrscheinlichkeit, an ihr zu erkranken.

Prophylaxe
vorbeugende Maßnahme, Vorbeugung.

p.s.-Heilung
steht für „per secundam-Heilung" (sekundäre Wundheilung). Eine Wunde heilt unter anderem dann p.s., wenn eine » **Infektion** vorliegt, die Haut der Wundränder geschädigt ist, die Wundränder unter zu starker Spannung stehen oder wenn es unmöglich ist, die Wunde zu verschließen. Die Narben werden zumeist breit und auffällig.

Rekonvaleszenz
Genesung, Genesungszeit.

Rezidiv
Ein Rezidiv ist das Wiederauftreten einer Erkrankung (Rückfall) oder einer krankhaften Veränderung nach völliger Symptomfreiheit.

Sedoanalgesie
Dämmerschlaf; Narkoseform, bei welcher der Patient nicht intubiert wird und selbstständig atmet. Durch Gabe von schmerzausschaltenden Medikamenten wird das Operieren möglich gemacht.

Sensibilitätsstörung
Im Zuge einer Oberarmstraffung kann es in seltenen Fällen zur Durchtrennung des » **Nervus cutaneus antebrachii medialis** kommen, Sensibilitätseinbußen im Bereich der Innenseite des Unterarms sind die Folge.

Serom, Serombildung
Ansammlung von Lymphflüssigkeit und Wundsekret außerhalb der Gefäße, die im Gegensatz zum Ödem zur Entstehung eines flüssigkeitsgefüllten Raums führt.

Silikonpflaster
mit Silikon beschichtetes Pflaster, das zur Behandlung von » **hypertrophen Narben** und » **Narbenkeloiden** verwendet wird.

subkutan
unter der Haut gelegen.

Trauma
kommt aus dem Griechischen und bedeutet „Wunde". Wird in der Medizin für „Verletzung" verwendet. Oft auch für die Folgen einer Gewalteinwirkung eingesetzt.

traumatisch
verletzend, » **Trauma**.

Vena basilica
Vene, die vom Handrücken über die Ellenbeuge zur Bizepsfurche zieht, wo sie in den Hiatus basilicus und in eine der beiden Venae brachiales mündet. Sie befindet sich bei der Oberarmstraffung im Operationsgebiet, es muss darauf geachtet werden, dass sie nicht verletzt wird.

Vena saphena magna
auch „große Rosenvene" genannt; große oberflächliche Vene an der unteren Extremität. Sie befindet sich bei der Oberarmstraffung im Operationsgebiet, es muss darauf geachtet werden, dass sie nicht verletzt wird.

Wundheilungsstörung
Ausbleiben der primären (= sofortigen) Wundheilung. Es gibt viele verschiedene Ursachen, die das primäre Abheilen einer Operationswunde verzögern oder verhindern. Dazu gehören » **Infektionen** (Bakterienbesiedelung), schlechte Durchblutung der Wundränder infolge zu großer Hautspannung etc.

Z-Plastik
in der Plastischen Chirurgie sehr häufig verwendete Technik zur Umlegung von Spannungsverhältnissen der Haut nach Operationen. Dabei werden zwei dreiecksförmige Hautzipfel gebildet und gegeneinander rotiert. Es resultiert eine Z-förmige Narbe, die die Hautspannung auf mehrere Vektoren aufteilt und so das Auftreten » **hypertropher Narben** weitgehend verhindert.

OPERATIVES SPEKTRUM UNIV.-PROF. DR. EDVIN R. TURKOF

Ästhetische Chirurgie

GESICHT
- **Korrektur des alternden Gesichts**
  Stirn-Lift, Midface-Lift, Wangen-Lift, Hals-Lift, kombinierte Eingriffe
- **Augen**
  Korrektur der Oberlider, Korrektur der Unterlider,
  Korrektur abgesunkener Augenbrauen, Korrektur der Tränensäcke,
  Korrektur der Augenringe, kombinierte Eingriffe
- **Ohren**
  Korrektur abstehender Ohren, Korrektur abstehender Ohrläppchen,
  Korrektur angeborener Fehlbildungen
- **Nase**
  ästhetische und funktionelle Korrekturen
- **Kinn**
  Korrektur des fliehenden und des vorstehenden Kinns
- **Lippen**
  Lippenvergrößerung und Korrektur von Asymmetrien

BRUST
- Vergrößerung
- Verkleinerung
- Straffung (Hebung)
- Korrektur angeborener Fehlbildungen
- Gynäkomastie (Brustbildung beim Mann)

STRAFFUNGEN
- Bauchdecke
- Oberschenkel
- Oberarme
- Body-Lift (Gesäß, Hüfte & Bauch)

FETTABSAUGUNG (LIPOSUCTION)
- an allen Körperregionen möglich

FALTENBEHANDLUNG
- Botox
- Eigenfettunterspritzungen
- Peelings
- Filler

Rekonstruktive Chirurgie

- Wiederherstellung der weiblichen Brust nach Krebsoperation
- Wiederherstellung der für die Erektion verantwortlichen Nerven nach radikaler Prostataoperation
- Narbenkorrektur
- Defektdeckungen nach Verletzungen
- Korrekturen von Verbrennungsnarben
- Lappenplastiken

Mikrochirurgie

- Intraoperative Elektroneurodiagnostik
- Freie, mikrochirurgische Lappenplastiken
- Lymphgefäßtransplantation und Lymphgefäßtransfer zur Korrektur von sekundären Lymphödemen
- Wiederherstellung von Nervendefekten mit mikrochirurgischer Nerventransplantation
- Mikrochirurgische Gefäßnähte und Gefäßrekonstruktionen

Handchirurgie

- Korrektur angeborener Fehlbildungen
- Kompressionssyndrome
- Verletzungen

Chirurgie der peripheren Nerven

- Diabetische Neuropathie
- Engpasssyndrome
- Chronische Schmerzen

ALLE BÄNDE AUF EINEN BLICK

- **FETTABSAUGUNG**
  BAND 1 / ISBN 978-3-85175-896-2
- **BRUSTVERGRÖSSERUNG**
  BAND 2 / ISBN 978-3-85175-890-0
- **AUGENLIDKORREKTUR**
  BAND 3 / ISBN 978-3-85175-887-0
- **NASEN- UND KINNKORREKTUR**
  BAND 4 / ISBN 978-3-85175-888-7
- **GYNÄKOMASTIE**
  BAND 5 / ISBN 978-3-85175-893-1
- **SCHAMLIPPENKORREKTUR**
  BAND 6 / ISBN 978-3-85175-897-9
- **FACE-LIFTING**
  BAND 7 / ISBN 978-3-85175-886-3
- **BAUCHDECKENSTRAFFUNG & BODYLIFT**
  BAND 8 / ISBN 978-3-85175-895-5
- **EIGENFETT, BOTOX & FILLER**
  BAND 9 / ISBN 978-3-85175-898-6
- **OHRKORREKTUR**
  BAND 10 / ISBN 978-3-85175-889-4
- **BRUSTSTRAFFUNG**
  BAND 11 / ISBN 978-3-85175-892-4
- **BRUSTVERKLEINERUNG**
  BAND 12 / ISBN 978-3-85175-891-7
- **OBERARMSTRAFFUNG & OBERSCHENKELSTRAFFUNG**
  BAND 13 / ISBN 978-3-85175-894-8

KONTAKT

Ordination Univ.-Prof. Dr. Edvin Turkof
Rahlgasse 1
A-1060 Wien

Terminvereinbarung & Information
Montag bis Freitag von 9.00 bis 19.00 Uhr

TEL.: +43 (01) 587 00 00
MAIL: dr.edvin@turkof.com
WEB: www.turkof.com
www.enzyklopaedia-aesthetica.com